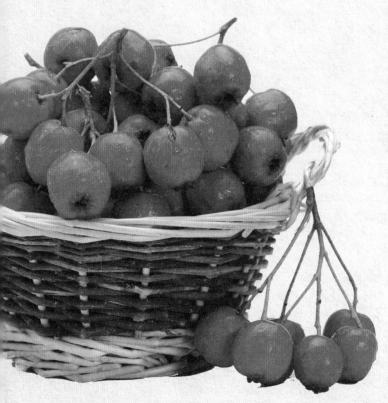

U0312308

简单速效

小偏方

《健康大讲堂》编委会 主编

黑龙江科学技术出版社
HEILONGJIANG SCIENCE AND TECHNOLOGY PRESS

图书在版编目（CIP）数据

简单速效小偏方/《健康大讲堂》编委会主编. --
哈尔滨：黑龙江科学技术出版社，2015.6（2023.8重印）
ISBN 978-7-5388-8406-7

Ⅰ.①简… Ⅱ.①健… Ⅲ.①土方－汇编
Ⅳ.①R289.2

中国版本图书馆CIP数据核字(2015)第152308号

简单速效小偏方

JIANDAN SUXIAO XIAO PIANFANG

主　　编	《健康大讲堂》编委会	
责任编辑	梁祥崇	
出　　版	黑龙江科学技术出版社	
	地址：哈尔滨市南岗区公安街70-2号　邮编：150007	
	电话：（0451）53642106　传真：（0451）53642143	
	网址：www.lkcbs.cn	
发　　行	全国新华书店	
印　　刷	三河市燕春印务有限公司	
开　　本	723 mm×1020 mm　1/16	
印　　张	15	
字　　数	200千字	
版　　次	2015年6月第1版	
印　　次	2023年8月第2次印刷	
书　　号	ISBN 978-7-5388-8406-7	
定　　价	68.00元	

PREFACE 序言

人吃五谷杂粮，难免会有各种疾病和不适。如果病情严重了自然要去医院检查，但是很多时候身体只是出现一些小小的不适，比如头疼、牙疼，甚至是一些亚健康症状，不值得跑去医院，却又很折磨人。因此，我们编写了这本《简单速效小偏方》，希望通过一些经过验证的小偏方来为您减轻痛苦，助您恢复健康。

随着健康、养生观念的深入人心，人们越来越注重通过日常的食物来养生保健。比如春天要养肝，夏天要养心，秋天要养肺，冬天要养肾。所以，在第一章中，我们为您准备了一些日常养生保健方面的小偏方，包括四季保健、五脏调养、九种不同体质调养等内容。

在第二章中为您奉上的是简单速效应急小偏方。如果您在家中有流鼻血、中暑、宿醉等不适；如果您在出差、旅行的时候水土不服、便秘、腹泻、晕车、晕船；如果您是忙碌的上班族，要加班熬夜，或者出现肩颈酸痛、熊猫眼、眼部不适、空调病等症状，那么本章的内容就是为您量身定制的。

第三章是专门为女性量身打造的小偏方，包括美容美白、保湿补水、祛斑、减重、美腿、消除黑眼圈、瘦脸等内容，能够从多方面满足爱美女性的需求。

第四章是各种对"症"调理小偏方，包括亚健康预防调理小偏方、慢性病预防调理小偏方、常见病预防调理小偏方、儿童健康助成长小偏方、女性调理保健小偏方、男性调理保健小偏方和老年人长寿小偏方，内容多、范围广而又条理清晰，方便您及时查找。

值得一提的是，本书所有小偏方都是以常见、常用的食材和药材为主，制作方法也很简单，每个偏方都有详细的介绍和相关图片，查找、使用都是非常方便的。希望每位读者都能轻松收获健康。

CONTENTS 目 录

第一章 日常养生保健小偏方

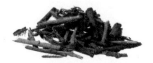

第二章　简单速效应急小偏方

◎家庭应急小偏方

第三章 为女人量身打造的小偏方

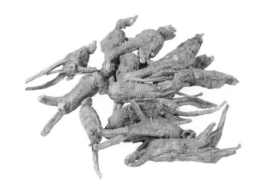

第四章 各种对"症"调理小偏方

◎常见病预防调理小偏方

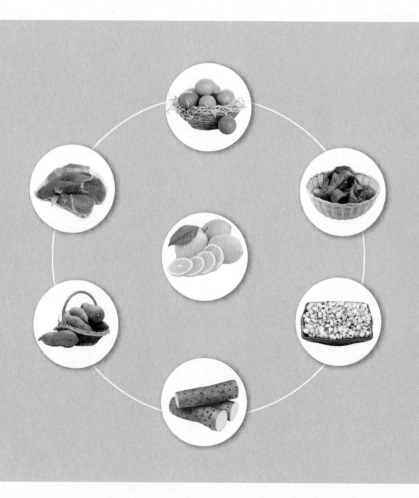

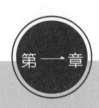

第一章

日常养生
保健小偏方

几千年的中华历史长河孕育出如浩瀚星辰般的小偏方，它们虽「小」但功效不小。我们应当努力发掘、整理，使之更好地服务于大众，为大家排忧解难。

本章分三节，分别从四季保健、脏腑调养、体质调养三个方面介绍了各自对症的小偏方，每个小偏方又从材料准备、做法、用法、功效四个方面进行介绍。这些小偏方都是经过专业的挑选，简单易学，直观清楚。

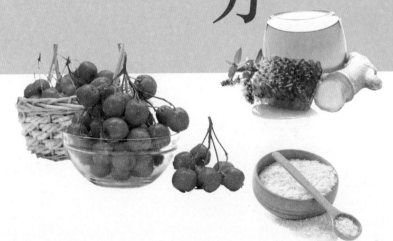

四季保健小偏方

春季保健 小偏方

春季阳气生发，大地回春，万象更新，生机盎然，正是调养身体五脏的大好时机，也是人体生理功能、新陈代谢最活跃的时期，是一年中最好的季节。同时春季由于万物更新，在冬季伏蛰之病菌也开始繁殖，因此春季保健以增强抵抗力，预防各种感染为主。

【来源】民间食疗药膳方选

凉拌黄花菜 偏方1

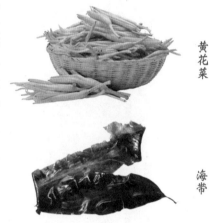

黄花菜

海带

材料 黄花菜30克，海带30克。

做法 先用温水将黄花菜浸泡，洗净后与海带同煮熟，沥去水，放凉，加调料拌匀。佐餐服食。

功效 黄花菜能利水泄热、海带丝能利尿消肿，两者同食能清热消肿散结，适用于流行性腮腺炎。

【来源】民间偏方

辣椒水 偏方2

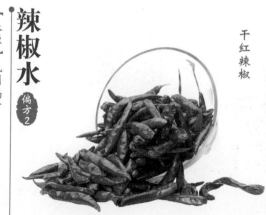

干红辣椒

材料 1~2个干红辣椒、棉签。

做法 干红辣椒1~2个，放入一杯开水中泡10分钟，放锅里煮10分钟。棉签蘸辣椒水，放鼻孔里涂抹，每日1次，7~10日为1疗程。

功效 辣椒里富含的辣椒素能消耗引发鼻炎炎症产生的P物质，故此方能预防、治疗过敏性鼻炎。

黄芪百合红糖饮 偏方3

【来源】民间偏方

材料 黄芪10克，百合10克，红枣10枚，红糖适量。

做法 红枣去核，撕成两半；黄芪、百合洗净后同红枣一起入锅，加清水煎煮，再加入红糖调味。每日2次，喝汤吃百合、红枣。

功效 黄芪、红枣都能补气，两者联用增强抵抗外邪，加百合能滋阴润肺，此方增强抵抗力。

黄芪

百合

红糖

红枣

野菊花水 偏方4

【来源】民间偏方

材料 野菊花5克（鲜品20克）。

做法 野菊花放锅中，加清水，煮5~10分钟。水温冷却，洗眼睛，眼球接触到野菊花水。每日2~3次，每次冲洗10分钟以上。

功效 野菊花含有丰富的黄酮类化合物，具有抗菌、抗病毒的作用，故此方适用于治疗红眼病。

野菊花

烤橘子 偏方5

【来源】民间验方

材料 橘子1个。

做法 把橘子洗净晾干，然后靠近炉火，不断翻动，待橘皮变干微焦后，稍冷即食。每天早、午、晚各食用1个（带皮）。

功效 烤橘子可除去鲜橘皮的刺激气味，能镇咳祛痰。

橘子

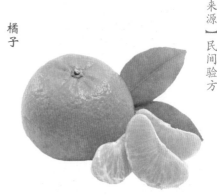

夏季保健 小偏方

　　暑是夏季主气，为水热之气所化。中医认为暑为阳邪，容易耗气伤津，进而出现身倦乏力、短气懒言等症状，再加上夏季湿气重，易诱发多种皮肤病、胃肠道疾病等，所以夏季保健以清热解暑、健脾祛湿为主。

蛋黄油 偏方1

【来源】民间验方

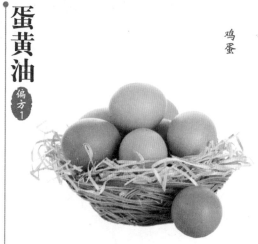

鸡蛋

材料 鸡蛋（最好选择红皮鸡蛋）20个。

做法 煮熟的鸡蛋留取蛋黄，放入平底锅内压碎，煎取蛋黄油。将蛋黄油倒进瓷碗中，待冷却后用纱布过滤留下黑色蛋黄油，放在干燥阴凉处保存。每天5~10毫升，分2次服，4~5天为1疗程。

功效 《长沙药解》中说："鸡子黄补脾精而益胃液，止泄利而断呕吐。"此方能升清降浊。

马齿苋粥 偏方2

【来源】民间验方

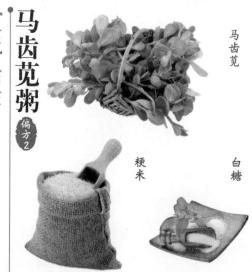

马齿苋

粳米　　白糖

材料 马齿苋20克，粳米30克，白糖（或盐）适量。

做法 新鲜马齿苋洗净晾干，切成段；粳米洗净后倒入锅中，加入适量清水，先用大火煮沸，再改小火熬30分钟，加入马齿苋，待粥再次煮沸时即可。可根据自己喜好，加入白糖或盐调味。佐餐服食。

功效 马齿苋具有清热解毒；粳米有养脾胃的功效，两者合用具有健脾胃的功效。此粥适用于痢疾等病。

【来源】民间验方

牛蒡冬瓜汤 偏方3

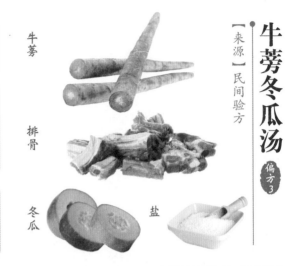

牛蒡

排骨

冬瓜

盐

材料 牛蒡1根，冬瓜100克，排骨300克，盐少许。

做法 排骨焯水，放入一锅开水中炖30分钟，加入切好的牛蒡炖上20分钟，再放入冬瓜炖15分钟，加盐调味即可。佐餐服食。

功效 牛蒡具有较强的抗菌成分，对痤疮杆菌引起的痘痘有疗效，故此汤能清热降火的作用。

【来源】民间偏方

花椒皮 偏方4

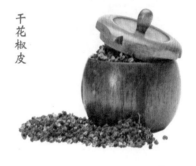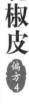

干花椒皮

盐

材料 干花椒皮100克，盐少许。

做法 将干花椒皮和盐放入容器中，加500毫升沸水浸泡24小时后，滤去花椒皮，留取花椒水。以花椒水涂患处，每天2次，连用7天。

功效 花椒皮具有温中散寒、解鱼蟹毒的功效；盐可消炎杀菌。可用于治疗皮肤瘙痒等症状。

【来源】民间验方

冰牛奶 偏方5

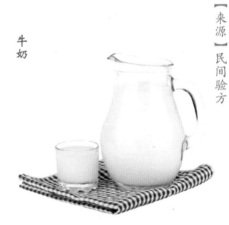

牛奶

材料 牛奶1瓶。

做法 牛奶放冰箱速冻，等变得冰凉，薄毛巾蘸上冰牛奶，敷在发烫的地方，每隔5分钟左右浸一次冰牛奶，敷30分钟，每日2~3次。

功效 冰牛奶既能局部冷敷控制炎症，又能滋养皮肤，促进皮肤损伤的修复。此方可迅速治疗晒伤。

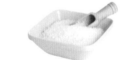

秋季保健 小偏方

秋季是肺经行令之时，稍有疏忽，易被秋燥耗伤津液，引起口干舌燥、咽喉疼痛、肺热咳嗽等症状。肺在志为悲，悲忧易伤肺，肺气虚则机体对不良刺激的耐受性下降，易生悲忧情绪。所以秋季保健以滋阴、润肺、保护肺气为主。

红枣银耳羹 偏方1

【来源】民间验方

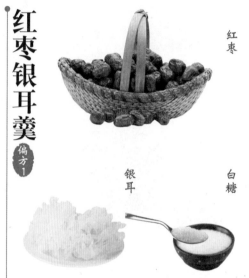

红枣

银耳

白糖

材料 红枣60克，银耳20克，白糖适量。

做法 将红枣洗净，去核；银耳用温水泡发，去杂质后洗净，撕成小片。砂锅中加适量水，放入红枣，武火烧沸，改文火煮10分钟，加入银耳片，再煮3分钟，加入白糖调味即成。每日1剂。

功效 银耳能补脾开胃、益气清肠、滋阴润肺。本方能滋阴润燥，适用于更年期综合征患者。

木瓜香菇方 偏方2

【来源】民间验方

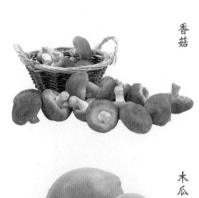

香菇

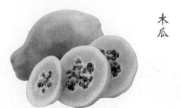

木瓜

材料 香菇10克，木瓜1小块。

做法 取香菇，另切一小块木瓜，放入碗中，倒入约80℃的温水浸泡1小时即可。用棉签蘸取木瓜香菇水擦拭皮肤，多次擦拭，约半小时后洗净。

功效 香菇含有香菇多糖，木瓜中的蛋白酶，能促进香菇多糖的释放。此方适于皮肤干燥患者。

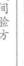

猪油蜂蜜

【来源】民间验方

偏方3

猪油

蜂蜜

材料 猪油、蜂蜜各100克。

做法 猪油、蜂蜜分别用文火煎至沸，待凉，油蜜混合均匀即可。每次服5~10克，每日2次。

功效 猪油有补虚、润燥的作用；蜂蜜能调补脾胃、缓急止痛。此方适用于阴血不足之便秘。

黑豆方

【来源】民间验方

偏方4

黑豆

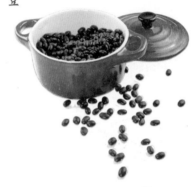

材料 黑豆100克。

做法 黑豆去除杂质，放入锅中，加入清水煮软，将黑豆过滤。煮好的汤汁来清洗头发，按摩头皮，用温水冲洗干净即可。

功效 此方具有抑制头皮屑、防止头皮屑再生、乌发的功效，适合于头皮屑多、头发早白的患者。

海带方

【来源】民间验方

偏方5

海带

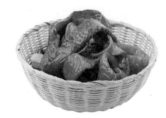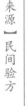

白糖

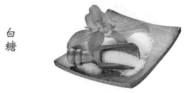

材料 海带500克，白糖250克。

做法 将海带漂洗干净，切丝，放锅中加水适量煮熟，捞出，放在小盆里，拌入白糖腌制1日后即可。食用，每日2次，每次50克。

功效 海带能清热软坚散结，提高机体的体液免疫，促进机体的细胞免疫，常吃本方可治慢性咽炎。

冬季保健 小偏方

寒为冬季主气，中医认为寒为阴邪，常伤人的阳气，我们常见老年人或体弱者到了冬季就感手足不温、畏寒喜暖、四肢常蜷缩、脘腹冷痛、脉象异常。肾脏功能正常，则可调节机体适应严冬的变化，否则，即会使新陈代谢失调而产生疾病。因此，冬季养生的重点是温肾助阳、预防寒邪侵入。

八角胡椒牛肉汤 偏方1

【来源】四季养生

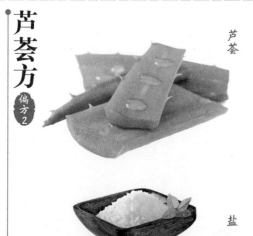

牛肉

八角

胡椒粒

盐

油

材料 牛肉600克，八角12克，胡椒粒15克，盐、味精各适量。

做法 牛肉切除筋膜，洗净，切片。锅中加清水烧开，放入牛肉片、八角、胡椒粒等材料，煮沸，撇去浮沫，改文火煲3小时左右，加入盐、味精等调味即可。佐膳，随量食用，一周2~3次。

功效 胡椒为温中止痛之药。八角可增强胡椒温中之力，而牛肉益气血。常饮此汤，可滋养脾胃。

芦荟方 偏方2

【来源】民间偏方

芦荟

盐

材料 芦荟一小段，盐适量。

做法 取芦荟洗净去皮，切成小块后捣烂。冷水中加盐，洗净双耳。睡前用手搓热耳部，用化妆棉蘸取芦荟泥擦拭耳部，取芦荟泥放在耳部的皮肤上，用胶布敷在耳部即可休息，清晨用洗面奶洗去。

功效 芦荟叶片中含有超过200种化合物，包括多种黏多糖化合物等，对防治冻疮有一定的作用。

姜枣花椒汤

【来源】民间验方　偏方3

材料 生姜25克，红枣30克，花椒100克。

做法 将生姜去皮洗净切片，红枣洗净去核，与花椒一起装入砂锅中，加1碗半水，用文火煎剩大半碗，去渣留汤饮用。每日1剂。

功效 花椒有温中散寒之功效，对呕吐等症有食疗作用。本方温中止痛，适用于寒性痛经者。

南瓜蛋醋面膜

【来源】民间偏方　偏方4

材料 南瓜60克，鸡蛋1个，白醋5毫升。

做法 将南瓜放锅中蒸熟，鸡蛋打碗中，将南瓜泥、白醋、蛋液倒入面膜碗中，调匀，制成面膜。洁面，将面膜涂抹在脸上，10~15分钟后洗净即可。

功效 本方可补充肌肤所需水分与营养，令肌肤水润细嫩，适用于秋冬季节皮肤干燥者。

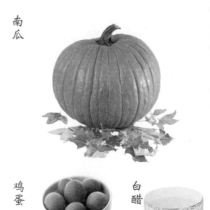

葱白姜汤

【来源】民间偏方　偏方5

材料 葱白、生姜各15克。

做法 将葱白切断；生姜洗净、切片。将葱白和姜片放入锅中，加清水，煎取浓汤，倒入杯中，吸入葱白姜汤蒸汽，每日吸2次。

功效 葱白能发汗解表；生姜消毒杀菌。两者结合，具有抑菌作用，适合于鼻塞患者。

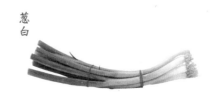
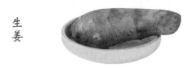

脏腑调养小偏方

养心 小偏方

　　心主血脉，主藏神，起着主宰人体整个生命活动的作用，中医认为正常的情志(七情)活动是反映脏腑生理功能正常，精气血充盈的外在表现，七情太过会使脏腑损伤，阴阳失调，气机紊乱而导致疾病的发生。故称心为"君主之官""生之本""五脏六腑之大主"。

【来源】民间验方

西瓜解暑饮 偏方1

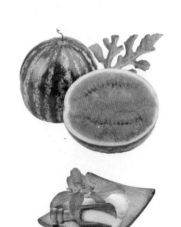

西瓜

白糖

材料 西瓜1个，白糖2勺。

做法 西瓜顶部切开1个小口，加2勺白糖。筷子插进去拌匀，拌成汁。瓜皮盖上，放冰箱1小时，倒出来饮用。

功效 西瓜能清血热、降心火、利小便。本方能缓解暑热引起的心烦口渴，手脚心发热等症状。

【来源】民间验方

清蒸玉竹鸡 偏方2

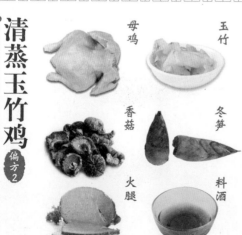

母鸡

玉竹

香菇

冬笋

火腿

料酒

材料 母鸡1只，玉竹、香菇、冬笋、火腿、料酒、盐、清汤各适量。

做法 将玉竹洗净，鸡处理干净。鸡下开水锅汆一下，鸡腹加清汤、盐、料酒，鸡上面放香菇、冬笋、火腿、玉竹，蒸熟即可。

功效 养阴润燥、生津止泻，适用于心阴亏虚而致烦渴、虚劳发热等症。

【来源】民间验方

桂圆莲子汤
偏方3

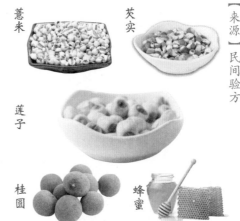

薏米 芡实 莲子 桂圆 蜂蜜

材料 莲子、芡实各30克，薏米50克，桂圆8克，蜂蜜30克。

做法 莲子、芡实、薏米、桂圆加水500毫升大火煮开，用小火煮1小时，加入蜂蜜即成。佐膳，随量食用，一周2~3次。

功效 补心脾、安心神，适用于心脾气血两虚所致的心慌等症。

【来源】民间偏方

青柿子方
偏方4

柿子

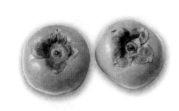

蜂蜜

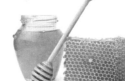

材料 七成熟的青柿子1000克，蜂蜜2000克。

做法 将柿子去柿蒂，捣烂，用消毒纱布过滤取汁，将汁放砂锅中，煎至浓稠时，加蜂蜜，熬至黏稠。开水冲服，每次1汤匙，每日3次。

功效 科学研究发现，未成熟的柿子具有降低血液中胆固醇含量的功效，本方用于治疗心绞痛。

【来源】民间偏方

陈醋鸡蛋方
偏方5

陈醋

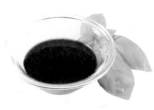

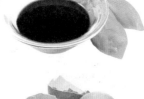

鸡蛋

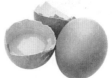

材料 陈醋100毫升，鸡蛋1个。

做法 将陈醋放带盖的茶杯内，将鲜鸡蛋放入，盖上密封4日后，将鸡蛋壳取出，密封3日。1剂可服7次，1次口服5毫升，每日3次。

功效 醋泡鸡蛋可调整与弥补人体营养状况，可用于预防动脉硬化。

护肝 小偏方

肝主疏泄和主藏血。中医把肝比作刚强躁急的"将军"，喜条达、舒畅，忌压抑，故肝气条达则可舒发心中的郁气，气血运行通畅，生气发怒易导致肝脏气血瘀滞而成疾。《临证指南医案•肝风》有肝"体阴而用阳"之说。肝的生理特性是主升主动，喜条达而恶抑郁，故称之为"刚脏"。

猪肝菠菜汤 偏方1

【来源】民间验方

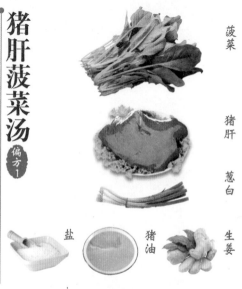

菠菜

猪肝

葱白

盐　猪油　生姜

材料 菠菜、猪肝、熟猪油、生姜、葱白、清汤、盐、味精各适量。

做法 将菠菜在沸水中烫片刻，切段；猪肝洗净切片，与盐、味精拌匀；将清汤煮沸，加入生姜、葱白段、熟猪油等，几分钟后，放入猪肝及菠菜，煮熟即可。

功效 猪肝具有养血的功效；菠菜能养血。二者合用有养血之效。适用爪甲不荣等贫血患者。

黑木耳豆腐汤 偏方2

【来源】民间验方

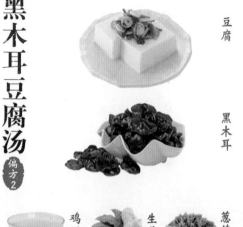

豆腐

黑木耳

鸡汤　生姜　葱花

材料 豆腐、黑木耳、鸡汤、生姜、葱花、盐、香油各适量。

做法 豆腐洗净，切片；黑木耳泡发后洗净，切小朵；生姜洗净去皮，切片；将鸡汤倒入锅内，加入豆腐、黑木耳、姜片、葱花同炖，熟后加盐、香油即可。佐餐食用。

功效 豆腐为高蛋白、低脂肪食物，可降胆固醇；黑木耳能益气。此汤能清除血管中多余的脂肪。

桑葚粥 偏方3

【来源】民间验方

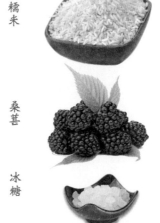
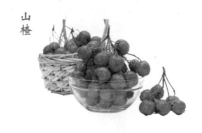

糯米

桑葚

冰糖

材料 桑葚30克（鲜桑葚用60克），糯米60克，冰糖适量。

做法 将桑葚洗干净，与糯米同煮，待煮熟后加入冰糖搅拌至溶化即可。佐餐食用。

功效 滋补肝阴、养血明目。适合于肝肾亏虚引起的头晕眼花、失眠多梦、耳鸣腰酸、须发早白等症。

山楂红糖饮 偏方4

【来源】民间验方

山楂

红糖

材料 生山楂肉50克，红糖30克。

做法 先将山楂用水洗净，放入锅中，加清水，煮沸，转文火煮，去渣取汁，倒入杯中，放入红糖，搅匀后趁热服用。每天3次。

功效 红糖具有止痛益气、调经和胃的功效；山楂具有理气散瘀等功效。本方适于月经不调、痛经者。

桂香醒酒汤 偏方5

【来源】民间验方

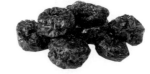
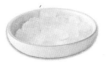

桂花

乌梅

冰糖

材料 桂花30克（干品），乌梅60个，冰糖30粒。

做法 把所有材料分成10份，分别装入10个茶包袋中。每次取1袋，沸水冲泡，1分钟后倒掉水。再次冲入沸水，闷20分钟，可以反复冲泡。

功效 桂花、乌梅都有明显的解酒效果，此方能醒酒，在喝酒后饮用可以帮助肝脏解酒毒。

健脾 小偏方

脾主运化，统摄血液，是人体对饮食物进行消化、吸收并输布其精微的主要脏器。人出生后，生命活动的继续和精气血津液的化生和充实，均赖于脾胃运化的水谷精微，故称脾为"后天之本"。

【来源】民间验方

葡萄消肿饮 偏方1

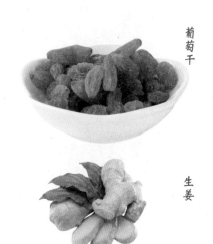

葡萄干

生姜

材料 葡萄干150克，生姜50克。

做法 把生姜放加面粉的清水中浸泡10分钟，放通风处晾2~3天至自然干燥。材料分10份，装入10个茶包袋中。每次取1袋，加沸水冲泡，闷10分钟后饮用，可以反复冲泡。

功效 葡萄干具有养血益气的功效，生姜能行水。两者同用，适于脾虚身体轻微水肿患者食用。

【来源】民间验方

蜜炙陈皮山楂茶 偏方2

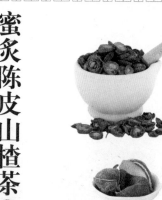

干山楂

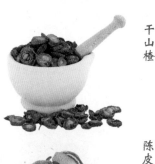

陈皮

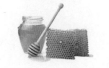

蜂蜜

材料 干山楂600克，陈皮120克，蜂蜜20克。

做法 把蜂蜜用水稀释，陈皮洗净后切丝，放蜂蜜水中泡软。把陈皮丝、干山楂一起混合，放炒锅中，炒到陈皮不黏手的程度起锅。分成20份，每次取1袋，加沸水冲泡，闷20分钟，可以反复冲泡。

功效 山楂能消食化积，陈皮能健脾，二者合用，能治疗吃肉食引起的消化不良等胃肠疾病。

扁豆板栗粥 偏方3

【来源】民间验方

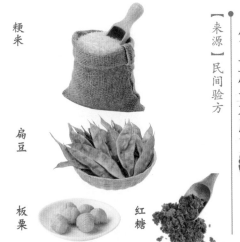

粳米
扁豆
板栗
红糖

材料 扁豆12克，板栗10克，粳米80克，红糖适量。

做法 扁豆洗净，板栗剥壳，粳米洗净浸泡半小时，三者同时下锅煮粥，待粥熟时加入适量红糖，搅拌一会儿即可食用。每日1次。

功效 扁豆、板栗、粳米三者都有健脾养胃功效，再加上扁豆又能化湿止泻。本方适于形瘦乏力患者。

香菇煮鲫鱼 偏方4

【来源】民间验方

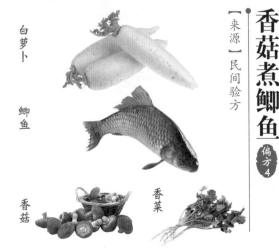

白萝卜
鲫鱼
香菇
香菜

材料 香菇、鲫鱼、白萝卜、香菜、姜片、葱段、料酒、盐各适量。

做法 将鲫鱼、香菇、白萝卜处理好，放入锅中，加清水，煮至鲫鱼将熟时放香菜、姜片、葱段、料酒、盐，煮熟。每日佐餐食用。

功效 鲫鱼补气健脾，香菇和胃益肾。本方适用于脾胃虚弱、不思饮食、倦怠无力的患者。

大蒜韭菜粥 偏方5

【来源】民间验方

粳米

韭菜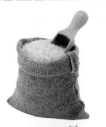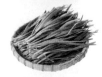

大蒜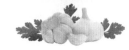

材料 鲜韭菜30~60克，大蒜头30克，粳米100克。

做法 将鲜韭菜洗净切细，大蒜头去皮。先煮粳米成粥，粥将熟时，加入韭菜、大蒜同煮熟。可根据个人喜好加盐或白糖。佐餐食用。

功效 健脾暖胃，补肾壮阳，杀菌止痢。适用于脾肾阳虚所致的阳痿、早泄、遗精的患者。

润肺 小偏方

　　肺主气司呼吸，主行水，朝百脉，主治节。中医认为肺与大肠相表里，若大肠传导功能正常则肺气宣降；若大肠功能失常，大便秘结，则肺气壅闭，气逆不降，致咳嗽、气喘、胸中憋闷等症加重，肺气以宣发肃降为基本运行形式。肺在五脏中位置最高，覆盖诸脏，故有"华盖"之称。

鸡蛋白胡椒方 偏方1

【来源】民间偏方

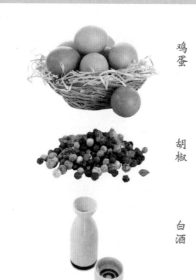

鸡蛋

胡椒

白酒

材料 鸡蛋1~2个，白胡椒7~10粒，高度白酒50毫升。

做法 将鸡蛋去黄留清，白胡椒碾成粉末，二者搅匀放在陶瓷杯内隔水加热至50℃左右，然后倒入白酒，用火点燃，再用筷子搅拌，待鸡蛋清变成白色时，趁热一次服下。每日1次，连服4~5日。

功效 鸡蛋清能润肺利咽；白胡椒能温中散寒；白酒能活血祛瘀。三者合用能治疗支气管哮喘。

鲜藕枇杷汤 偏方2

【来源】民间验方

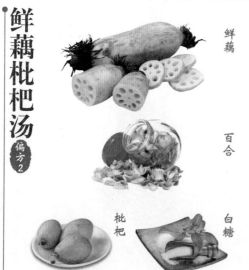

鲜藕

百合

枇杷

白糖

材料 鲜藕100克，百合、枇杷各30克，白糖适量。

做法 将鲜藕去皮、节，洗净，切片；枇杷去皮、核，与百合同放锅中，加水，大火煮沸后转小火炖至烂熟，加白糖调味即可。早晚服食，可长期服用。

功效 藕清热生津，百合滋阴润肺，枇杷润肺、止咳、化痰。本方具有滋阴润肺、清热止咳的功效。

南瓜盅 偏方3

【来源】民间验方

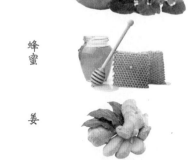

南瓜

蜂蜜

姜

材料 南瓜500克，蜂蜜10克，姜汁适量。

做法 将南瓜切开顶盖，除去瓤、子，放入姜汁、蜂蜜，盖上顶盖，用竹签固定，隔水炖2小时即成。每日分2次食用。

功效 南瓜润肺益气、化痰排脓，蜂蜜滋阴润肺。本方具有补肺肾、止咳喘的功效。

香菜葱白粥 偏方4

【来源】民间验方

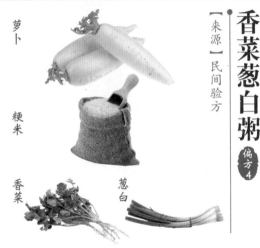

萝卜

粳米

香菜

葱白

材料 香菜15克，葱白15克，生姜9克，萝卜100克，粳米50克。

做法 香菜、葱白、生姜切碎，萝卜切小块；粳米淘洗干净后与生姜、萝卜同煮粥；待粥将成时加入香菜和葱白，煮片刻。佐餐食用。

功效 疏风宣肺，适用于风寒犯肺、肺中阴气不足、畏寒咳嗽、鼻流清涕、痰稀白等症。

冰糖雪梨 偏方5

【来源】民间偏方

雪梨

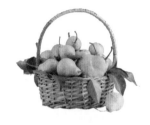

冰糖

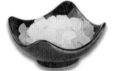

材料 冰糖50克，雪梨2个。

做法 将梨洗净切成块，同冰糖共放入锅中加水煮烂。每日分2次服用。

功效 冰糖具有止咳、去火的作用；雪梨可止咳化痰，二者合用，对嗓子有保护作用。

补肾 小偏方

　　肾主藏精，主水，主纳气。由于肾藏先天之精，主生殖，为人体生命之本原，故称肾为"先天之本"。肾精化肾气，肾气分阴阳，肾阴与肾阳能资助、促进、协调全身脏腑之阴阳，故肾又称为"五脏阴阳之本"。

红颜酒

【来源】民间偏方

偏方1

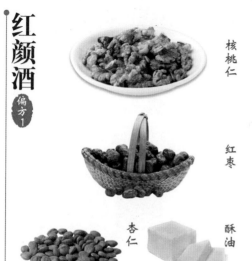

核桃仁

红枣

杏仁　酥油

材料 核桃仁、红枣、杏仁、白蜜、酥油、白酒各适量。

做法 将杏仁、核桃仁、红枣洗净共捣碎备用，将白蜜、酥油熔化后同杏仁、核桃仁、红枣一起放入白酒中浸泡7天后，滤取酒液，装入瓶中。早晚空腹2~3小盏。10~20天为1疗程。

功效 核桃有补肾温肺的功效；红枣有益气生津的功效；杏仁能润肠通便，适用气血亏虚所致的白发。

黄豆猪骨汤

【来源】民间偏方

偏方2

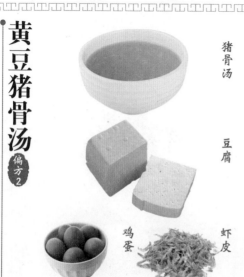

猪骨汤

豆腐

鸡蛋　虾皮

材料 猪骨汤、豆腐、鸡蛋、虾皮、葱、蒜末、油、盐各适量。

做法 鸡蛋打入小碗，拌匀，加水和盐，蒸熟；豆腐洗净，切小块；葱洗净切碎。油锅烧热放入蒜末爆香，倒入猪骨汤、虾皮，煮沸后将蒸蛋以大匙分次舀入汤中，加豆腐煮沸，放葱、盐调。佐餐食用。

功效 猪骨能强筋骨；猪骨、豆腐、虾皮都含有钙；鸡蛋能补虚损。适用于骨质疏松患者。

黑豆猪腰汤 偏方3

【来源】民间偏方

材料 猪腰2枚，黑豆60克，盐3克。

做法 将猪腰处理干净，切片；黑豆洗净，浸泡片刻。猪腰和黑豆一起入锅，加水适量，煲烂熟，加入盐调味即可。佐餐食用。

功效 黑豆具有补脾、解毒功效；猪腰能补肾。二者合用，对肾虚所致耳鸣、耳聋有辅助治疗作用。

猪腰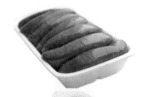

黑豆

盐

核桃猪腰汤 偏方5

【来源】民间验方

材料 猪腰1对，核桃仁、杜仲各30克，盐适量。

做法 猪腰洗净去腥后切片；核桃仁、杜仲洗净切小块；三物放入锅中，加入清水。煮沸，炖30分钟。加盐调味，捞出。2天吃1次。

功效 猪腰能健肾补腰；核桃仁能滋补肝肾；杜仲能补肝肾。三者合用能补肾填精。

猪腰

核桃仁

杜仲　　盐

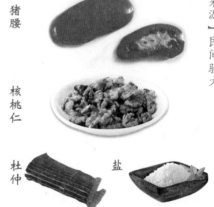

体质调养小偏方

阴虚体质调养 小偏方

阴虚体质表现为口渴、喉咙干、失眠多梦、头昏眼花、容易心烦气躁、脾气差、皮肤枯燥无光泽、形体消瘦、盗汗、小便黄、粪便硬、常便秘。因属阴虚体质，而阴虚则阳气偏亢，故时常多痰，表现为手足心热、口咽干燥，常畏热喜凉，冬寒易过，夏热难受。

【来源】民间验方

猪里脊肉粥 偏方1

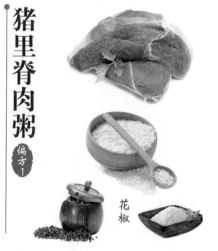

猪里脊肉

大米

花椒　盐

材料 猪里脊肉60克，大米90克，盐、花椒、香油各适量。

做法 将猪里脊肉切片；香油倒入锅中，放入猪里脊肉片，炒后加清水、大米一同熬粥，待粥成时放盐、花椒煮沸食用。早晚分食。

功效 本方有补肾养血、滋阴润燥的功效，适于阴虚所致肌肤干燥、毛发不荣者食用。

【来源】民间验方

苦瓜瘦肉汤 偏方2

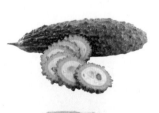

苦瓜

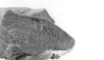

猪瘦肉

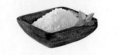

盐

材料 苦瓜250克，猪瘦肉100克，盐适量。

做法 苦瓜洗净，去瓤，切块状；猪瘦肉洗净，切片；锅中加入适量水，放入苦瓜与猪肉片，煮至熟烂，加盐调味即可。佐餐食用。

功效 苦瓜能清暑除烦，猪瘦肉具有滋阴润燥的功效。本方适用于暑伤心肾阴液所致的口渴欲饮等症。

材料 鲜百合80克，蜂蜜适量。

做法 鲜百合与蜂蜜拌均匀，蒸熟。睡前食。

功效 百合具有养阴润肺的功效；蜂蜜润脏腑，调脾胃。本方养阴除烦，用治皮肤干燥等症。

鲜百合

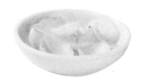

蜂蜜

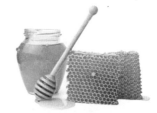

【来源】民间验方

鲜百合蜂蜜 偏方3

材料 白糖50克，鸡蛋1个，生姜5克。

做法 生姜洗净，切碎，绞汁；将鸡蛋打入碗中搅匀；白糖加半碗水煮沸。趁热在糖水中冲入鸡蛋搅匀，再倒入姜汁调匀。每日早晚各服1次。

功效 鸡蛋能祛热、止痢；白糖能润肺生津。此方可用于肺燥咳嗽。久咳不愈患者可多食。

白糖

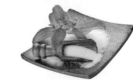

鸡蛋

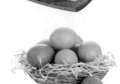

生姜

【来源】民间验方

糖水冲鸡蛋 偏方4

材料 红薯150克，小米30克，白糖35克。

做法 红薯去皮洗净，切成小块；将小米、红薯块共煮成粥，加入白糖拌匀即成。每日当早餐或者晚餐食用。

功效 小米粥素有"黄金粥"的美称，加入红薯后有滋阴养血、和胃安眠、美容养颜的功效。

红薯

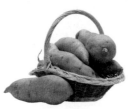

小米

白糖

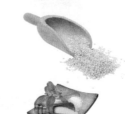

【来源】民间验方

红薯小米粥 偏方5

阳虚体质调养 小偏方

阳虚体质的人畏寒，手足不温，易出汗；喜饮热食，精神不振，睡眠偏多。男性表现为疲倦怕冷、四肢冰凉、唇色苍白、少气懒言、嗜睡乏力、遗精；女性白带清稀、易腹泻、排尿次数频繁、性欲衰退等。

猪肚姜桂汤 偏方1

【来源】民间验方

猪肚

生姜

肉桂　盐

材料 猪肚150克，生姜15克，肉桂3克，盐少许。

做法 将猪肚处理干净，切丝；生姜、肉桂洗净切成片，三者一起放入碗中，加适量清水，放入盐。将碗放入锅中，隔水炖3小时左右，以猪肚熟烂为度。分2次食用。

功效 健脾开胃、温中散寒，适用于脾胃虚寒所致的胃脘隐痛。

鲢鱼姜椒汤 偏方2

【来源】民间验方

鲢鱼

干姜

胡椒　盐

材料 鲢鱼1条，干姜10克，胡椒1克，盐、味精各适量。

做法 鲢鱼去鳞、鳃，剖除内脏，洗干净，切小块。干姜洗净，切薄片。将鱼块、干姜、胡椒同入砂锅，加水适量熬汤，待鱼熟后，加入盐、味精调味即成。佐餐食用，每日1~3次。

功效 本方具有温阳益气散寒之功。适用于脾胃阳气亏虚所致的脘痛、食欲不振、神疲畏寒等症。

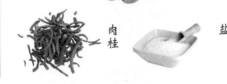
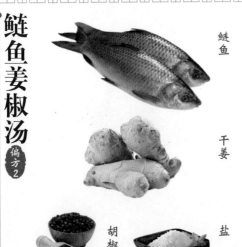

鲜山药羊肉 偏方3

【来源】民间验方

材料 鲜山药500克，羊肉250克，糯米100克。

做法 将羊肉去筋膜，洗净，切碎，与鲜山药同煮烂，下入糯米，共煮为粥。早、晚餐温热服食。

功效 鲜山药健脾补肺；羊肉补肾壮阳；糯米能温补脾胃。本方用于治脾肾阳虚所致的慢性腹泻。

山药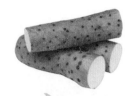

羊肉

糯米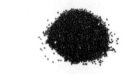

韭菜子枸杞茶 偏方4

【来源】民间验方

材料 炒韭菜子5克，枸杞10克，绿茶3克。

做法 将炒韭菜子、枸杞、绿茶分别去除杂质，用清水冲洗干净，然后用沸水冲泡，代茶饮用。可反复冲泡至无味。

功效 韭菜子温肾助阳；枸杞养肝明目。本品具有养血填精的功效，适于早泄、夜尿频多的患者。

韭菜子

枸杞

绿茶

羊肉香菜汤 偏方5

【来源】民间验方

材料 羊肉50克，香菜50克，白酒适量。

做法 将羊肉洗净，切片；香菜洗净，去根，切段。将羊肉片、香菜段放入锅中，加入清水，倒入白酒，煮1小时。分2次服完。

功效 此方具有暖中祛寒、开胃健脾的功效，适用于肾虚腰疼，麻疹透发不畅等症。

羊肉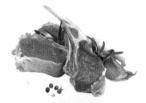

香菜

白酒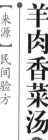

气虚体质调养 小偏方

气虚体质的人形体消瘦或偏胖，体倦乏力，面色苍白，语声低怯，常自汗，且动则尤甚，心悸食少，气短懒言，咳喘无力，食少腹胀，大便溏泄，脱肛，子宫脱垂，精神疲惫，腰膝酸软，小便频多，男子滑精早泄，女子白带清稀。

南瓜粥 偏方1

【来源】民间验方

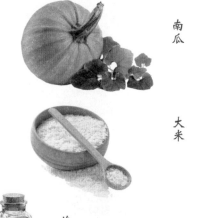

南瓜

大米

花生油

盐

材料 大米100克，南瓜300克，花生油25毫升，盐、葱花各适量。

做法 大米洗净。南瓜洗净刮皮去瓤，切小块。放油入锅，下葱花，放入南瓜块，煸炒1~2分钟出锅。倒清水入锅，下大米、南瓜块，煮40~50分钟，加盐调味。佐餐食用。

功效 南瓜具有润肺益气的功效，大米有健脾养胃的功效。适用于气血不足所致的体倦乏力等症。

莲子山药粥 偏方2

【来源】民间验方

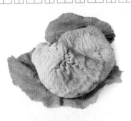

猪肚

糯米

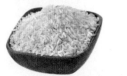

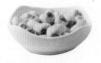

莲子

山药

材料 猪肚1个，莲子、山药各50克，糯米100克。

做法 将猪肚处理干净，切碎。莲子、山药捣碎，和糯米、猪肚同放锅中，加水，用文火煮成粥。分2次食完，隔日1剂。

功效 猪肚为补脾胃之要品，山药、莲子、糯米补中益气。适用于脾胃气虚所致的脏器下垂。

薏米扁豆粥
【来源】民间验方
偏方3

材料 薏米50克，白扁豆20克，白糖适量。

做法 将薏米、白扁豆洗净后用温水浸泡半小时，将薏米、白扁豆放入锅中，加清水，熬成粥，加入白糖。每日1次，连服7日。

功效 本粥补脾胃、健脾化湿，适用于气虚所致身体虚弱、面色苍白、语声低微等症。

薏米

白扁豆

白糖

什锦麦胚饼
【来源】民间验方
偏方5

材料 葡萄干、桂圆肉、花生仁、红枣、麦胚粉、白糖各适量

做法 葡萄干与桂圆肉一起切碎；花生仁炒熟，红枣去核，一起切碎。将麦胚粉用开水稍烫，加入其他材料，制成薄饼，烙熟。佐餐食用。

功效 此方有养血、安神的功效，经常适量食用，适用于气虚所致的免疫力低下、疲劳乏力等症。

葡萄干

桂圆肉

花生仁

红枣

气郁体质调养 小偏方

气郁体质是指由于长期情志不畅、气机郁滞而形成的以性格内向、情绪不稳定、忧郁脆弱、敏感多疑为主要特征的体质状态。由于气机不畅，所以常出现头昏、胸闷、腹部疼痛、不思饮食的现象。气郁主要表现在肝经所经过的部位气机不畅，所以又叫作"肝气郁结"。肝气相对不足，就比较容易气阻滞。

茉莉玫瑰粥 偏方1

【来源】民间验方

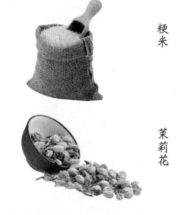

粳米

茉莉花

玫瑰花　冰糖

材料 茉莉花5克，玫瑰花3朵，粳米30克，冰糖适量。

做法 茉莉花去蒂；玫瑰花扯开花瓣；粳米洗净，加入茉莉花、玫瑰花、冰糖和适量清水煮粥，待粥将熟有浮油时离火即成。佐餐食用。

功效 疏肝解郁、理气止痛。适用于肝气郁结所致的胸胁疼痛、妇女痛经等症。

茉莉银耳汤 偏方2

【来源】民间验方

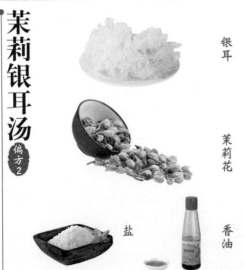

银耳

茉莉花

盐　香油

材料 茉莉花、银耳、香油、盐、味精、鲜汤、料酒、葱、生姜各适量。

做法 银耳撕成小块，用清水泡发；茉莉花去蒂。砂锅置火上，加香油适量，炒香葱、生姜末，加鲜汤、料酒、盐、味精等，再加入洗好的银耳，烧开撇去浮沫，撒上茉莉花，出锅即成。佐餐食用。

功效 此汤滋阴补肾、清肺益气、疏肝解郁、理气止痛。适用于气郁所致的失眠、月经不调等症。

茴香青皮酒 偏方3

【来源】民间验方

黄酒

茴香

青皮

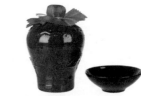

材料 茴香、青皮各15克，黄酒250毫升。

做法 将茴香、青皮洗净，放入黄酒内浸泡3天，即可饮用。每次15~30毫升，每日2次，如不耐酒者，可以醋代之。

功效 本方具有疏肝理气的功效，适用于肝气郁结所致的经期先后不定、乳房及小腹胀痛等症状。

金橘柠檬汁 偏方4

【来源】民间验方

柠檬

金橘

蜂蜜

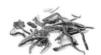

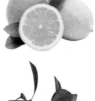

材料 柠檬1个，金橘5个，蜂蜜5克。

做法 柠檬洗净切片，绞出汁，去渣；金橘去核，放进榨汁机里，加上柠檬汁和蜂蜜，榨成汁，倒进杯中，拌匀即可。随时饮用。

功效 《本草纲目》称金橘理气，柠檬生津健脾，二者合用对焦虑症患者有除烦解忧的作用。

玫瑰月季茶 偏方5

【来源】民间验方

玫瑰花

月季花

红茶

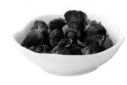
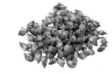

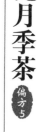

材料 干玫瑰花、干月季花各9克，红茶3克。

做法 干玫瑰花、干月季花、红茶一起研粗末，沸水冲泡，闷10分钟即成。不拘时温服。

功效 活血调经。适用于治疗气滞血瘀所致的痛经、量少、腹胀痛、经色暗或夹块或闭经等症。

血瘀体质调养 小偏方

　　血瘀体质就是全身性的血脉不畅通，有潜在的瘀血倾向。典型的瘀血体质，形体偏瘦者居多，皮肤干燥较多，且常引起瘙痒，舌头上有长期不消的瘀点和瘀斑，表情抑郁、呆板、面部肌肉不灵活，记忆力下降。

海米油菜 偏方1

【来源】民间验方

油菜

海米

盐　　胡椒粉

材料 小油菜500克，海米40克，盐、胡椒粉、淀粉、鸡粉各适量。

做法 海米洗净后用温水泡软，锅中加油，放入油菜、海米、水、鸡粉、盐、胡椒粉。油菜烧透后，海米放在油菜上。锅中汤汁烧开，加淀粉和水调汁，摆好。佐餐食用。

功效 油菜有宽肠通便的作用；海米营养丰富。此方能散瘀补血，润肠通便、益气安神。

葡萄酒焖鸭肉 偏方2

【来源】民间验方

鸭肉

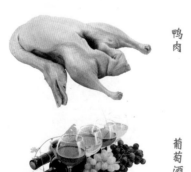
葡萄酒

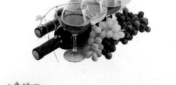
葱花　　盐

材料 鸭肉、葱花、姜末、韭菜、葡萄酒、酱油、盐、味精各适量。

做法 鸭肉剁成小块，放沸水中焯一下捞出沥干；韭菜切末。鸭块入油锅中滑一下，捞出。锅内另加油烧热，倒入鸭块、葡萄酒炒匀，加酱油、盐、味精调味；起锅时，加葱花、姜末、韭菜末。佐餐食用。

功效 此方活血化瘀、消食润肠、美肤养颜，血瘀体质者常食可使肌肤红润、有光泽、有弹性。

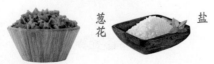

核桃仁墨鱼

【来源】民间验方

偏方 3

材料 墨鱼250克，核桃仁15克，黄酒、酱油、白糖各适量。

做法 墨鱼冲洗干净，切条；核桃仁洗净去皮。墨鱼条放入锅中，加核桃仁、清水，烧沸后加黄酒、酱油、白糖，煮至熟烂即成。佐餐食用。

功效 墨鱼补血益气、养血调经；核桃仁活血调经。本方适于血虚、血瘀者食用。

墨鱼

核桃仁

黄酒 酱油

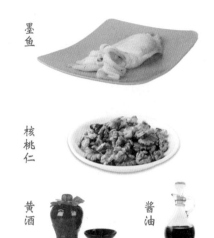

玫瑰红茶

【来源】民间验方

偏方 4

材料 玫瑰花6朵，红茶适量，柠檬1小片，蜂蜜1大勺。

做法 将红茶包放入杯中，开水冲泡约6分钟，将玫瑰花放入红茶水内，闷2分钟，加入蜂蜜、柠檬片拌匀即可。可反复冲泡至无味。

功效 玫瑰花可调理气血，红茶能使心肌梗死的发病率降低。本方适用于血瘀所致的肌肤暗沉。

玫瑰花

红茶

柠檬 蜂蜜

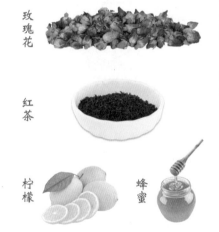

红辣椒酒

【来源】民间验方

偏方 5

材料 高度白酒200毫升，尖红辣椒（朝天椒）10克，盐10克。

做法 将尖红辣椒、盐倒入白酒中混合后装入容器，浸泡3~7天后备用。用药水按摩疼痛部位约10分钟即可。

功效 辣椒含辣椒素，能刺激神经止痛，与白酒合用通经活血，对跌打扭伤等疼痛均有较好的效果。

白酒

朝天椒

盐

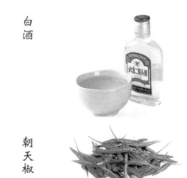

湿热体质调养 小偏方

　　湿热体质表现为肢体沉重，发热多在午后明显，并不因出汗而减轻。形体偏胖或消瘦；常见面垢油光，多有痤疮粉刺，常感口干口苦、眼睛红赤、心烦懈怠、小便赤短、大便燥结或黏滞，男性多有阴囊潮湿，女性常有带下增多。

海带绿豆粥

【来源】民间验方

偏方1

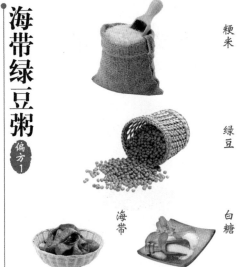

粳米

绿豆

海带　白糖

材料 海带、绿豆各30克，粳米100克，白糖适量。

做法 先将海带放入清水中浸泡片刻，切碎；绿豆浸泡后洗净；粳米淘洗干净，浸泡半小时。将粳米、绿豆、海带放入锅中，加清水，粥成后，加白糖即可。随量食用。

功效 功效：海带、绿豆都有清热利湿作用，本方具有消暑解毒的功效。适用于头痛而重等症。

泥鳅豆腐

【来源】民间验方

偏方2

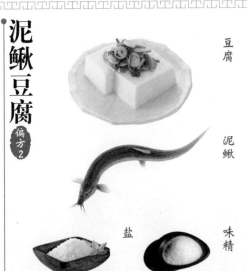

豆腐

泥鳅

盐　味精

材料 豆腐1块，泥鳅5条，盐、味精各少许。

做法 将泥鳅放清水中，滴几滴食用油，令泥鳅吃油及清水后，排出肠内粪物。取出，同切块的豆腐炖熟，加入盐及味精调味。每日2次。

功效 泥鳅具有暖脾胃的功效；豆腐能益气宽中、清热解毒。两者合用，能除热祛湿，用于治疗黄疸。

雪梨芹菜汁 偏方3

【来源】民间验方

材料 芹菜100克，西红柿1个，雪梨150克。

做法 芹菜、西红柿洗净；雪梨洗净去皮、去核。把食材全部放进榨汁机中，榨取汤汁即可饮用。坚持每日饮用。

功效 本方可清热祛湿、润肤美白。适用于脾胃湿热所致的面部出油、长痤疮、小便黄等症。

芹菜
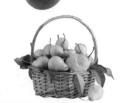

西红柿
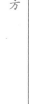

雪梨
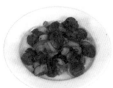

田螺方 偏方4

【来源】民间验方

材料 大田螺10~20个，黄酒半杯。

做法 田螺放于清水中漂洗干净，捣碎去壳，取螺肉加入黄酒拌和，再加清水炖熟。饮汤，每日1次。

功效 田螺具有除湿解毒的功效，黄酒矫味，做药引。本方治湿热黄疸、小便不利及水肿等症。

田螺
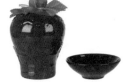

黄酒

黄花菜木耳 偏方5

【来源】民间验方

材料 黄花菜100克，木耳25克，白糖5克。

做法 将黄花菜、木耳洗净去杂质，加水煮1小时，加白糖调味即可。佐餐食用。

功效 黄花菜清热解毒，木耳主治崩漏等症。本方清热除湿，适用于大便时肛门痛或便后滴血。

黄花菜
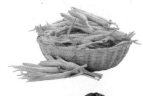

木耳
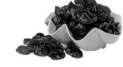

白糖
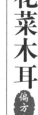

痰湿体质调养 小偏方

痰湿体质的人常表现为形体肥胖，腹部肥满松软，面部皮肤油脂较多，多汗且黏，胸闷，痰多，面色淡黄而暗，眼泡微肿，容易困倦，平素舌体胖大，身重不爽，喜食肥甘甜腻，大便正常或微浑。

竹笋西瓜皮鲤鱼汤 偏方1

【来源】民间验方

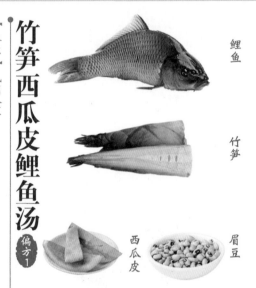

鲤鱼

竹笋

西瓜皮

眉豆

材料 鲤鱼、鲜竹笋、西瓜皮、眉豆、生姜、盐、味精、料酒各适量。

做法 将鲜竹笋切片；西瓜皮切小块；鲤鱼划出十字纹。把鲤鱼、竹笋片、西瓜皮块、眉豆、生姜放入锅中，加清水、料酒，煲2小时。加盐、味精调味即可。佐餐食用。

功效 此方可祛湿降浊。适用于脾湿食少、湿浊下注、身倦乏力、足胫水肿麻木、肥胖等症。

菊花薏米粥 偏方2

【来源】民间验方

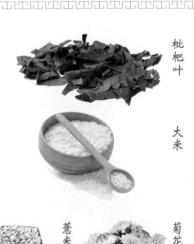

枇杷叶

大米

薏米

菊花

材料 枇杷叶9克，菊花6克，薏米30克，大米50克。

做法 将枇杷叶、菊花加水3碗煎至2碗，去渣留汁，加入薏米、大米和适量水，小火熬成粥即可。佐餐食用。

功效 枇杷叶能清肺和胃；菊花能解毒；薏米能健脾。大米能健脾养胃。适用于眼泡微肿等症状。

冬瓜桂花茶 偏方3

【来源】民间验方

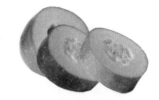
冬瓜

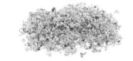
桂花

陈皮

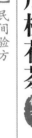

【材料】冬瓜100克，桂花30克，陈皮20克。

【做法】将上述材料加入1000毫升清水，用小火煮15分钟后即可食用。每天食用1次。

【功效】冬瓜能利湿祛风；桂花可化痰；陈皮燥湿化痰；此方能健脾燥湿，从而去除脸上无光泽的现象。

芡实山药薏米粥 偏方4

【来源】民间验方

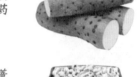
山药

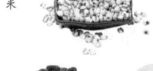
薏米

红枣

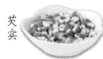
芡实

【材料】芡实15克，薏米、山药各30克，红枣（去核）10枚。

【做法】将山药去皮，切成条。然后把所有食材放入锅中，加入1000毫升清水用小火煮沸后，焖20分钟即可。空腹食用，每天2次。

【功效】芡实能补脾利湿；山药能滋肾健脾；薏米能健脾益胃。适用肌肉松软的症状。

白术陈皮茶 偏方5

【来源】民间验方

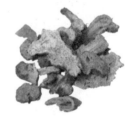
白术

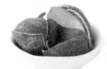
陈皮

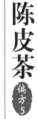

【材料】白术30克，陈皮10克。

【做法】白术、陈皮加1000毫升清水，用中火煎半小时，过滤后代茶饮。不拘时饮用。

【功效】此方健脾燥湿。用于湿浊阻于中焦所致的胸闷不适、不思饮食、咳嗽痰多等症状。

特禀体质调养 小偏方

特禀体质的人经常鼻塞、打喷嚏、流鼻涕，容易患哮喘，容易对药物、食物、气味、花粉、季节过敏；有的人皮肤容易起荨麻疹，皮肤常因过敏出现紫红色瘀点，寒凉体质，皮肤常一抓就红。

三黑汁 偏方1

【来源】民间验方

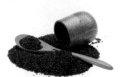

黑豆

黑芝麻

黑枣

材料 黑芝麻9克，黑枣9克，黑豆30克。

做法 将上述3种食材蒸熟后，打汁去渣即成。每日1剂，经常服用。

功效 黑芝麻能补肝肾，黑枣称为"天然的综合维生素丸"，黑豆有解毒作用。用于过敏体质缓解期。

扁鹊三豆饮 偏方2

【来源】民间验方

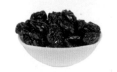

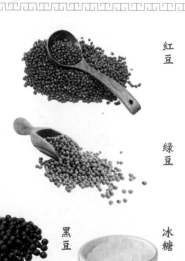

红豆

绿豆

黑豆

冰糖

材料 红豆50克，绿豆50克，黑豆50克，清水、冰糖各适量。

做法 将3种豆洗净，用开水浸泡30~60分钟；将3种豆及泡豆的水放入砂锅，补足清水，大火烧开，小火煮到豆烂，加入冰糖煮到溶化即可。每日1次。

功效 此方具有消肿解毒的功效，3种豆煮熟吃豆喝汤，能增强机体免疫力，提高抗病能力。

脱敏豆浆 偏方3

【来源】民间验方

材料 鲜豆浆600毫升，盐0.5克。

做法 将鲜豆浆600毫升，加热浓缩至300毫升。在浓豆浆中加入盐再煮沸即可。空腹饮用，每天早晚各1次。

功效 豆浆除含有丰富的钙等营养成分外，还调节免疫的因子，有抗过敏性哮喘的功效。

豆浆

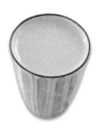

盐

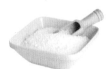

葱白红枣鸡肉粥 偏方4

【来源】民间验方

材料 红枣（去核）、葱白、连骨鸡肉、香菜、生姜、粳米各适量。

做法 将粳米、鸡肉、生姜、红枣先煮粥，粥成加入葱白、香菜，调味服用。每日1次。

功效 此方有增强体质，疏风透疹的功效，适用于因风寒引起的过敏鼻炎。

粳米

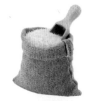

鸡肉

葱白

红枣

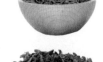

香菜

金银花竹叶粥 偏方5

【来源】民间验方

材料 金银花30克，淡竹叶10克，粳米50克。

做法 粳米入锅，加入清水煮成粥。将金银花、淡竹叶加水煎取浓汁，兑入已熟的粳米粥内，每日1剂，2次分服，连服3~5日。

功效 金银花能补虚疗风；淡竹叶能清热除烦；粳米能补气生津。此方能透疹，用于过敏性皮肤病。

粳米

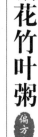

金银花

淡竹叶

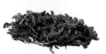

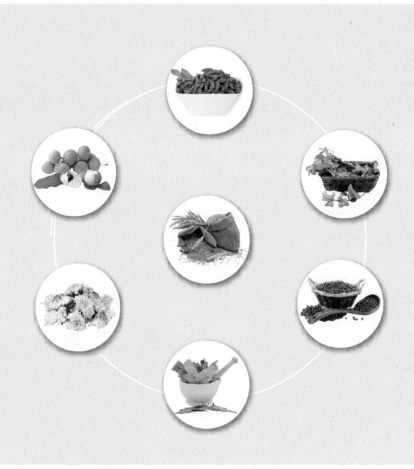

第二章

简单速效
应急小偏方

生活是有技巧的，保持身体健康也有很多奇妙有趣的方法。由于生活习惯和生活环境的影响，人们很容易患上各种小毛病，我们只要掌握一些小窍门，就能为自己解除病痛，既方便又轻松。

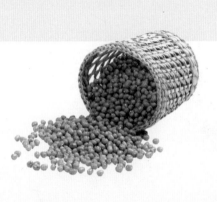

家庭应急小偏方

流鼻血 小偏方

　　鼻出血，可由多种原因引起，如外伤、鼻中隔偏曲、肿瘤及全身性疾病等。出血部位多发生在鼻中隔前下部，轻者仅涕中带血，重者大量出血，甚至引起休克。反复出血还可发生失血性贫血。

【来源】《随喜居饮食谱》

大蒜汁 偏方1

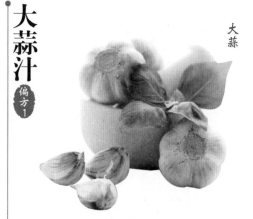

大蒜

材料 大蒜1头。

做法 蒜去皮，捣烂如泥。剥去外皮，捣烂，敷两足心(涌泉穴)，外用纱布包扎，血止后即除去。

功效 止血，用于鼻血不止，服药没有明显效果的人群。

【来源】《方脉正宗》

韭菜汁 偏方2

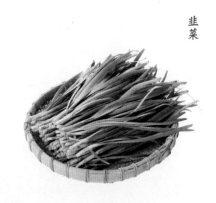

韭菜

材料 新鲜韭菜150克。

做法 将备好的韭菜洗净，用布包裹韭菜，挤出汁来，连喝2杯，血即止住。

功效 韭菜温中行气，散血解毒，能治吐血、出血。

鲜莲藕汁 偏方3

【来源】民间验方

莲藕

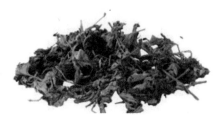

材料 新鲜莲藕150克。

做法 将鲜莲藕洗净，切成薄片，捣烂如泥，用榨汁机榨取鲜汁。每日喝12次，连用57天。

功效 莲藕生食，清热生津；凉血；散瘀；止血。对鼻子出血有很好的止血作用。

艾草汁 偏方4

【来源】民间验方

艾草

材料 新鲜艾草适量。

做法 将艾草洗净，放入容器内，捣碎取汁，涂于鼻孔内，很快即可止血。

功效 艾草调经止血，安胎止崩，散寒除湿，无论煎汁内服还是捣汁外用，止血效果都很好。

甘蔗雪梨汁 偏方5

【来源】民间验方

甘蔗

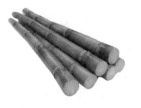

雪梨

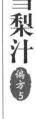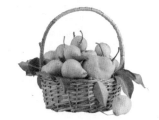

材料 甘蔗2000克，雪梨1000克。

做法 先将甘蔗洗净，去皮，压榨取汁。将雪梨洗净，去皮，榨汁，放入容器中，加入甘蔗汁，混合均匀即成。早晚2次分服。

功效 本品清热生津，润燥和中，对于肺胃热盛，肝火上逆所致的鼻出血有很好的疗效。

中暑 小偏方

夏日，长期处于烈日或高温环境里，体温调节功能就会发生紊乱，表现为体内热量散发不出去，或大量出汗，身体水分和营养成分大量丢失，出现头晕、恶心、无力、食欲不振等症，甚至出现休克，如不及时治疗，还会引起抽搐、死亡等严重后果。

苦瓜茶 偏方1

【来源】滇南本草

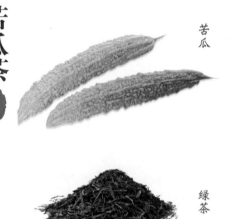

苦瓜

绿茶

材料 鲜苦瓜1个，绿茶适量。

做法 苦瓜洗净，上端切开，去瓤，装入绿茶，挂于通风处，阴干后洗净，连同茶叶切碎，混匀，每次10克，放入杯中，以沸水冲泡，代茶饮。

功效 清热、解暑、除烦，用于中暑发热、口渴烦躁、小便不利等。

新鲜薄荷粥 偏方2

【来源】民间验方

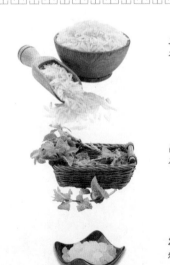

大米

薄荷

冰糖

材料 新鲜薄荷30克，大米60克，冰糖20克。

做法 先将薄荷加水煎汤，待其冷却后，再用大米煮粥，快熟时加入冰糖、薄荷汤，再煮一两沸，即可。每日2次。

功效 本品疏风清热，清热解毒，适用于夏季暑热食用。

绿豆汤 偏方3

【来源】民间验方

绿豆

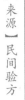
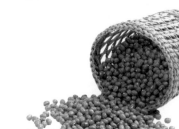

材料 绿豆150克。

做法 绿豆洗净，倒入锅中，加入适量清水，煮开后转中火，续煮20分钟，至绿豆酥烂，即可。

功效 补充大量营养物质，以达到清热解暑的目的。对小儿暑热有食疗作用。

冬瓜汁 偏方4

【来源】民间验方

冬瓜

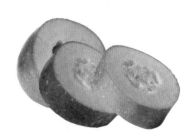

材料 新鲜冬瓜1个。

做法 冬瓜洗净，去皮，切成小块，榨成冬瓜汁，尽量饮用即可。

功效 利尿，清热，化痰，生津。适用于中暑后烦躁不安、口渴、尿黄等症。

西瓜西红柿汁 偏方5

【来源】民间验方

西瓜

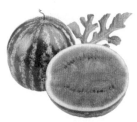

西红柿

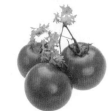
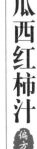

材料 西瓜1个，西红柿1千克。

做法 西瓜切开取瓤，西红柿去皮，放入榨汁机中，加入适量清水，榨取果汁。尽量饮用。

功效 本品清热解暑，利水开胃。对暑热及温热病发热、口渴、食欲不振等有食疗作用。

宿醉 小偏方

宿醉过后，一般会出现头痛剧烈、恶心、口干、口渴、食欲不振的症状，而且还会对我们的肝脏造成损伤，还易使人患上酒精急性胃炎，引起心跳急速，导致血液中水分与电解质平衡失调等。下面我们就来为大家介绍一些醒酒的小偏方，希望能缓解您宿醉后的困扰。

糖醋白萝卜 偏方1

【来源】《食物疗法》

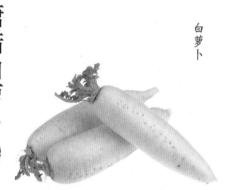

白萝卜

材料 白萝卜400克。

做法 取备好的白萝卜，清洗干净，榨成萝卜汁，尽量饮用。轻度酒醉者即解。

功效 萝卜中的维生素C，可以提高肝脏的功能，促进酒精分解，同时帮助消化，加快乙醇的排泄。

柠檬蜜汁 偏方2

【来源】民间验方

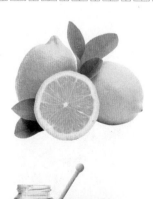

柠檬

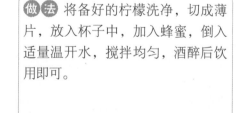

蜂蜜

材料 柠檬半个，蜂蜜2勺。

做法 将备好的柠檬洗净，切成薄片，放入杯子中，加入蜂蜜，倒入适量温开水，搅拌均匀，酒醉后饮用即可。

功效 柠檬中的果酸能有效分解体内的酒精，缓解酒后反胃、头晕的症状，同时具有醒神开胃的作用。

轻微食物中毒 小偏方

　　我们日常生活中常见的食物中毒，主要是由于摄入了一些不干净或者有毒的食物，比如摄入变质的肉类、水产品、蔬菜后，就会出现中毒的现象。轻微的食物中毒，常会感觉到肠胃不适，出现恶心、呕吐、腹痛、腹泻等症状；严重时会因上吐下泻而脱水，甚至使人休克，死亡。

绿豆甘草汤 偏方 1

【来源】《上海常用中草药》

绿豆

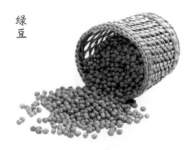

甘草

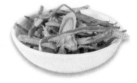

材料 绿豆1千克，生甘草60克。

做法 绿豆、甘草分别洗净，放入锅中，加入适量清水，煮至豆烂，尽量饮用即可。

功效 可以缓解各种食物中毒。

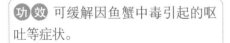

生姜汁 偏方 2

【来源】民间验方

生姜

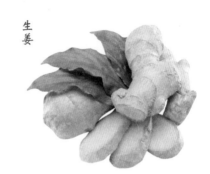

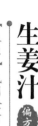

材料 鲜生姜100克。

做法 生姜洗净后，切片，倒入榨汁机中，加入适量清水，榨取生姜汁，慢慢咽服即可。

功效 可缓解因鱼蟹中毒引起的呕吐等症状。

碰伤 小偏方

碰伤是指身体受到撞击后受了伤。碰伤较轻，人体皮肤上就会出现紫红色瘀斑，一般2周左右就会自愈；如果撞击力度较大，则会引起严重的后果。下面为大家介绍一些碰伤的小偏方，供大家参考。

【来源】《食物疗法》

小磨香油 偏方1

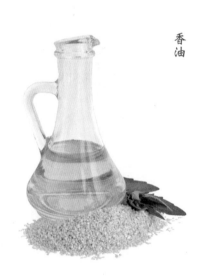

香油

材料 小磨香油适量。

做法 出现碰伤时，取适量小磨香油，迅速在伤处涂抹，即可缓解碰伤症状。

功效 芝麻具有散瘀、止痛、凉血的功效，对于没有裂口的小碰伤，有很好的消肿作用。

【来源】民间验方

仙人掌泥 偏方2

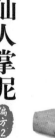

仙人掌

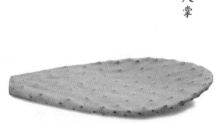

材料 仙人掌适量。

做法 将仙人掌的刺拔掉，洗净后放入容器中捣烂，取纱布包好，敷在红肿部位，隔天换，至红肿消退即可。

功效 仙人掌清热解毒，散瘀消肿，行气活血，对于各种碰伤造成的红肿有很好缓解作用。

咬伤 小偏方

　　人们在日常生活中，或者野外活动时，难免被毒虫叮咬、蜇伤。轻者可引起伤者伤处疼痛、发炎，活动受限，重者还可引起全身过敏、中毒，甚至死亡。因此，受伤时，及时处理是极为重要的，下面就您一些小偏方。

【材料】空心菜150克，黄酒30毫升。

【做法】用将空心菜洗净，放入榨汁机中，榨取菜汁，同黄酒调和均匀。一次服下，日用2次。

【功效】本品清热、解毒、凉血，对毒蛇咬伤有一定的疗效。

空心菜汁 偏方1
【来源】民间验方

空心菜

黄酒

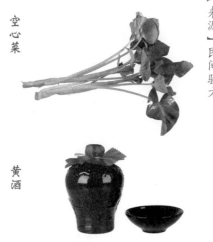

【材料】白矾适量。

【做法】将白矾放于锅中，加热，使其熔化，趁热将白矾液滴于伤处。

【功效】本品解毒杀虫，燥湿止痒，对于虫蛇咬伤有一定缓解作用。

白矾液 偏方2
【来源】《肘后备急方》

白矾

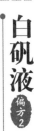

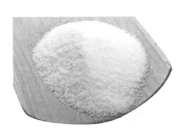

骨折 小偏方

骨折是人们日常生活中比较常见的一种情况。主要临床表现为骨折部有局限性疼痛和压痛，局部肿胀，出现瘀斑，肢体功能部分或完全丧失，完全性骨折尚可出现肢体畸形及异常活动。

【来源】民间验方

三七酒 偏方1

三七

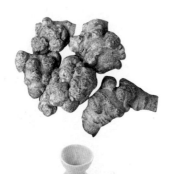

白酒

材料 三七60克，白酒1000毫升。

做法 将三七敲碎成黄豆大小，放入白酒中，浸泡15日左右。每次饮用10毫升，每日3次。

功效 三七对于血流不止、骨折出血有很好的疗效。适用于骨折初期，1周之后不再适合。

【来源】民间验方

月季花汤 偏方2

月季花

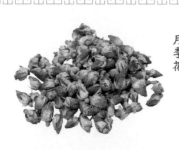

冰糖

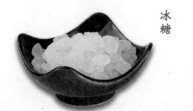

材料 开败的月季花35朵，冰糖30克。

做法 将月季花洗净放入锅中，加水200毫升，小火煮至100毫升，加入冰糖煮至溶化。每日2次，连续服用3～4周。

功效 本品活血化瘀，对于骨折初期兼气血不调者有一定食疗作用。

烫伤 小偏方

烫伤是指因为身体接触到沸水、热油、烧热的金属等高温物体所致的损伤。烫伤根据其严重程度可以分为三级。对于小面积的烫伤，可以运用我们下面介绍的烫伤小偏方，在家中进行治疗，对于大面积的烫伤，则应尽早送医院进行治疗。

【材料】 新鲜葡萄适量。

【做法】 将葡萄洗净，去掉葡萄籽，放入容器内，捣烂为泥。直接敷于患处，药干后再换。

【功效】 葡萄能够滋阴生津，强筋健骨，本品适用于轻度烫伤，且不留疤痕。

新鲜葡萄

【来源】民间验方

偏方 1

葡萄

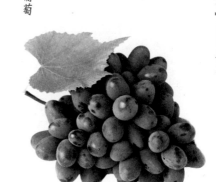

【材料】 蛋黄数个。

【做法】 将蛋黄置于小铁勺内，压碎，放在小火上加热，待蛋黄由黄色变为黑色时，用小勺挤压，会流出蛋黄油，除去杂质，取出蛋黄油，冷却后，涂于烫伤处。

【功效】 本品清热、生肌。用治汤、灼伤，对伤口有促进愈合作用。

蛋黄油

【来源】民间验方

偏方 2

蛋黄

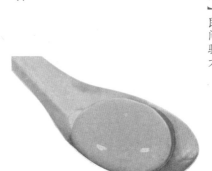

冻伤 小偏方

　　人在低温环境下，由于没有做好保暖工作，导致机体表面局部冻伤。冻伤部位会发红或者变紫、肿胀，严重者可能会出现患处皮肤糜烂、溃疡等现象。

生姜涂擦方

【来源】民间验方

偏方1

生姜

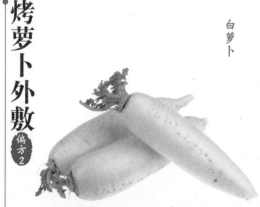

材料 生姜适量。

做法 将备好的生姜洗净，去皮，切成薄片，捣烂，取汁，涂擦于患处即可。

功效 生姜外用能刺激皮肤，使毛细血管扩张充血，增加皮肤血液循环，用于冻疮引起的肿痛和发痒。

烤萝卜外敷

【来源】民间验方

偏方2

白萝卜

材料 白萝卜适量。

做法 萝卜洗净，切大厚片，置于小火上烘烤，当萝卜开始冒热气时，将其敷在患处，冷却后，换另一片继续，至皮肤发红为止。每日1次，至痊愈。

功效 萝卜外用具有消肿、消炎的作用，适用于早期的冻疮。

山楂膏 偏方3

【来源】民间验方

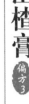
山楂

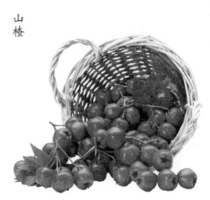

材料 山楂60克。

做法 山楂洗净，烧熟后，置于容器内搅烂，敷于患处。

功效 山楂散瘀止痛，适用于冻疮溃烂。

赤小豆水煎剂 偏方4

【来源】《朱氏集验方》

赤小豆

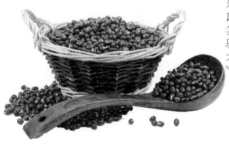

材料 赤小豆50克。

做法 赤小豆洗净，放入锅中，加适量水煎，取煎液。饮用。

功效 赤小豆解毒排脓，利水消肿，适用于冻伤。

萝卜橘皮汤 偏方5

【来源】民间验方

萝卜叶

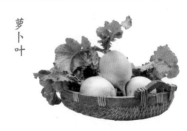

橘子皮

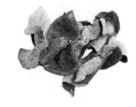

材料 鲜萝卜叶250克，橘子皮100克。

做法 将二者洗净放入锅中，加入适量清水，煎汤，洗患处，每日1次，连用4~6次即愈。

功效 本品散瘀消肿，适宜冻伤未破者使用。

缓解剧烈运动疲劳 小偏方

剧烈运动后的免疫力降低要维持1小时左右，要经过24小时以后才能恢复到原来的水平。机体免疫力降低，当遇到病菌、病毒侵袭时便容易罹患感冒、肺炎、胃肠道感染性疾病。因此，体育锻炼要讲究适当，以锻炼后精神饱满、不感到疲劳为标准。

枸杞红枣茶 偏方1

【来源】民间验方

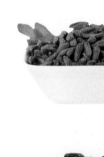

枸杞

红枣

材料 枸杞9克，红枣5枚。

做法 将枸杞洗净，红枣洗净去核。将枸杞和红枣放入杯中，加适量开水，闷泡15分钟，即可饮用。

功效 本品具有补中益气，强筋健骨的作用，适合运动后补充身体流失营养。

蜂蜜柠檬茶 偏方2

【来源】民间验方

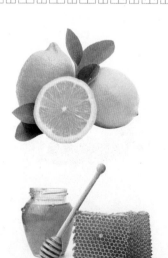

柠檬

蜂蜜

材料 柠檬1个，蜂蜜适量。

做法 取备好的柠檬，洗净，切成片，放入杯中，加入适量温水，依个人口味加入适量蜂蜜，搅拌均匀即可。代茶饮。

功效 柠檬中富含大量的维生素C，同时可以生津止渴，非常适合运动后饮用。

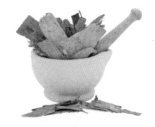

黄芪

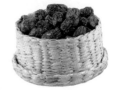

红枣

黄芪红枣茶

【来源】民间验方

偏方3

材料 黄芪5克，红枣3颗。

做法 黄芪洗净，红枣洗净去核。将黄芪和红枣放入杯中，倒入开水，闷泡15分钟，即可饮用。每日3次。

功效 黄芪大补元气，红枣富含矿物质和维生素，二者泡茶饮用，能有效缓解肌肉酸痛，补充运动出汗所流失的矿物质。

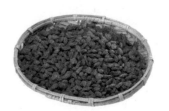

枸杞

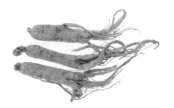

人参

枸杞人参茶

【来源】民间验方

偏方4

材料 枸杞5克，人参3克。

做法 将枸杞、人参洗净放入容器中用开水沏泡。代茶饮。

功效 本品可以大补元气、生津止渴、健脾益胃、强心益肺。

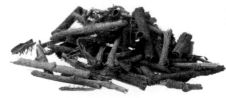

刺五加

刺五加茶

【来源】民间验方

偏方5

材料 刺五加15克。

做法 将刺五加置于茶杯内，冲入沸水，加盖闷15分钟即可。代茶饮，随冲随饮。

功效 本品益气健脾，补肾安神，能够缓解剧烈运动消耗的体力。

差旅应急小偏方

缓解旅途疲劳 小偏方

　　旅游途中或者归来后，在享受快乐的同时，你可能会逐渐感觉腰酸背痛、四肢乏力乃至身心疲惫，这就是旅途疲劳。如何尽快解除旅游归来后的疲劳呢？不妨试一试下面五招。

【来源】民间验方

薄荷牛奶饮 偏方1

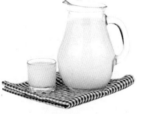
牛奶

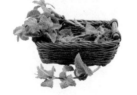
薄荷

材料　牛奶150～200毫升，薄荷2克（干品）。

做法　牛奶放入奶锅中，略热片刻，倒入洗净的薄荷，盖上盖子，焖15分钟即可。代茶饮。

功效　本品能够醒脑提神，同时还可以补充大量蛋白质，可以迅速缓解旅途疲劳。

【来源】民间验方

玫瑰柠檬茶 偏方2

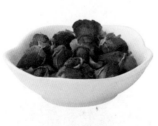
干玫瑰花

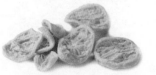
柠檬片

材料　干玫瑰花45朵，干柠檬片2片，冰糖适量。

做法　将上述材料放入杯中，加入适量温水冲泡，搅拌至冰糖溶化。代茶饮。

功效　本品疏肝理气，可以帮助缓解疲劳带来的急躁易怒的情绪。

旅途水土不服 小偏方

　　水土不服是指身体与环境产生的不良反应。当人们由于改变了地理环境而发生的身体不适，如食欲不振、精神疲乏、睡眠不好，甚至腹泻呕吐、心慌胸闷、皮肤痛痒、消瘦，皮肤出现红斑等俗称为"水土不服"。

香菜橘皮饮 偏方1

【来源】民间验方

【**材料**】香菜3～5根，新鲜橘皮1个。

【**做法**】香菜清水浸泡10分钟，洗干净后切碎，橘皮切丝，一同放入杯中，冲入沸水，浸泡5分钟。代茶饮。

【**功效**】本品辛香通窍，激发肠胃的消化能力，可以防治水土不服。

香菜

橘皮

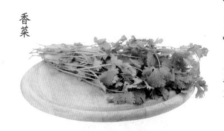

生姜红糖茶 偏方2

【来源】民间验方

【**材料**】生姜3片，红糖适量。

【**做法**】生姜洗净去皮，切片，放入杯中，冲入沸水，加入适量红糖。代茶饮。

【**功效**】生姜为"呕家圣药"，可以预防水土不良引起的呕吐，同时红糖补充身体所需能量。

生姜

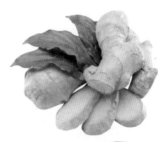

红糖

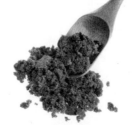

旅途便秘 小偏方

便秘与生活方式有很大关系，人们外出旅行，水喝得太少，常吃快餐，不经常吃水果和蔬菜，作息时间不规律，等等，便秘就会找上门来，给我们的身体带来危害。当然如果我们合理运用一些小偏方，可以缓解便秘。

番泻叶茶

【来源】《食物疗法》

偏方1

番泻叶

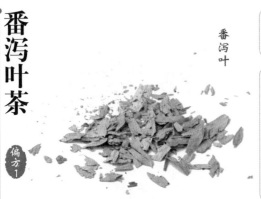

材料 番泻叶3克，冰糖少许。

做法 将备好的番泻叶放入杯中，加入适量开水浸泡，加少许冰糖搅匀。代茶饮。

功效 番泻叶泻热行滞，通便，利水，适用于用于热结积滞，便秘腹痛，水肿胀满等症。

牛奶蜂蜜饮

【来源】民间验方

偏方2

牛奶

蜂蜜

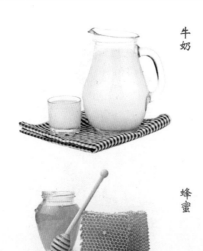

材料 牛奶250毫升，蜂蜜适量。

做法 牛奶放入锅中，煮沸放凉后，加入蜂蜜，混合均匀，即可服用。早晨空腹饮用，连服3天，通便为度。

功效 二者均具有润肠通便，补益脾胃的作用，合用具有辅助治疗便秘的作用。

旅途腹痛 小偏方

　　腹痛，是指由于各种原因引起的腹腔内外脏器的病变，旅途中常见的腹痛一般为急性腹痛，多由腹泻、消化不良或者急性肠胃炎导致。对于不会引起其他严重并发症的腹痛，我们可以采取一些小偏方进行自我缓解，对于较严重的腹痛还是建议到医院进行治疗。

黄芪甘草茶 偏方1

【来源】民间验方

黄芪

甘草

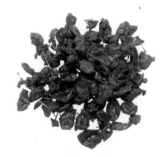

材 料 黄芪15克，甘草6克。

做 法 二者放入杯中，加入适量温水冲泡。代茶饮。

功 效 本品缓急止痛，尤其适用于虚性腹痛。

吴茱萸生姜膏 偏方2

【来源】民间验方

吴茱萸

生姜

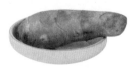

材 料 吴茱萸12克，生姜12克。

做 法 将二者放入容器内，加入适量清水，共同捣成泥状。将药泥摊敷于脐上，疼痛缓解即可去除。

功 效 本品温中，止痛，理气，燥湿，对于虚寒腹痛有缓解作用。

旅途腹泻 小偏方

　　腹泻一般指排便次数增多，粪便稀薄，甚至水样，可分为急性和慢性两类。旅途中的腹泻一般是指急性腹泻。起病急骤，伴有腹痛、发热和呕吐等症。常因饮食不当、食物中毒、急性传染病等引起。对于这样的症状，可用一些小偏方对症调理。

山楂神曲饮 偏方1

【来源】《食物疗法》

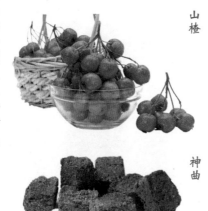

山楂

神曲

材料 山楂、神曲各15克。

做法 将备好的山楂、神曲清洗干净，放入杯中，倒入适量温水，泡至有效成分析出，即可饮用。频服代茶饮。

功效 二者均具有消食化积的作用，搭配使用，适用于伤食泄泻。

生姜敷脐法 偏方2

【来源】民间验方

生姜

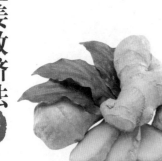

材料 生姜适量，麝香膏或伤筋止疼药膏。

做法 把鲜姜剁成碎末，用麝香膏或伤筋止疼药膏贴在肚脐处，粘牢封住，也可用云南白药代替生姜使用，几小时后从脐内有水分排出，腹痛、腹泻可痊愈。

功效 生姜能够发表，散寒，对于呕吐、喘咳、胀满、腹泻具有一定的缓解作用。

旅途牙痛 小偏方

　　牙痛是口腔科疾病中较为常见的一种疾病，可由龋齿、牙髓炎、牙龈炎等直接引起。旅途中由于熬夜、劳累、着凉、过食辛辣食物等外在因素的刺激，就会出现急性牙痛。下面为您介绍一些小偏方，既方便又不用担心不良反应，供您在旅途中使用。

【来源】民间验方　花椒浸酒 偏方1

材料 花椒10克，白酒50克。

做法 用花椒加入锅中，加适量清水，煮约5分钟，加入白酒，续煮片刻后关火，将花椒过滤掉，用棉签蘸取花椒水放到牙痛的部位，咬住即可。

功效 花椒温中散寒，杀虫解毒。本品适用于呕吐、风寒湿痹，牙痛疼痛等症。

白酒

花椒

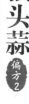

【来源】民间验方　熟独头蒜 偏方2

材料 独头蒜3头。

做法 将蒜去皮，放在火上烤熟，趁热切开，敷于患处，蒜凉后再换，连续多次。

功效 本品消炎杀菌，解毒，对于缓解牙痛有很好的疗效。

独头蒜

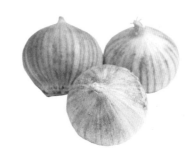

旅途感冒头痛 小偏方

感冒是比较常见的外感疾病，常见的症状除了鼻塞、流涕。此外还有部分人群会伴随头痛，严重者会引起恶心呕吐等症状。头痛的时间可持续2～3小时，甚至更长，严重影响了平常的生活。本节就为您介绍一些小偏方，供您参考。

川芎茶 偏方①

【来源】民间验方

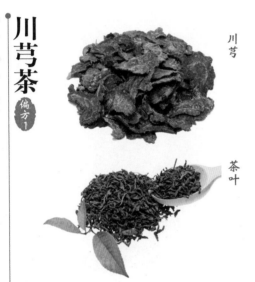

川芎

茶叶

材料 川芎9克，茶叶6克。

做法 将二者放入杯子中，倒入适量温水，浸泡片刻至有效成分析出。饭前热服即可，每日1次。

功效 本品活血行气，散风止痛。对于头痛有缓解作用。

外用白萝卜汁 偏方②

【来源】民间验方

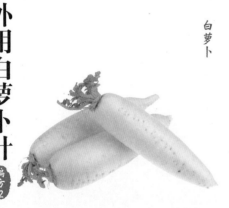

白萝卜

材料 白萝卜适量。

做法 将备好的白萝卜清洗干净，捣烂，取其汁液，缓慢滴入鼻子内，即可缓解头痛。

功效 白萝卜促进消化，增进食欲，外用对于感冒头痛和风热头痛有很好的疗效。

萝卜冰片汁 偏方3

【来源】民间验方

材料 白萝卜1个，冰片少许。

做法 白萝卜洗净切块，榨成汁，加入冰片，搅拌至溶化即可。头痛在左侧头部，则从右侧鼻孔滴入，反之则在另一侧滴入。

功效 白萝卜中含有天然芥子油，可改善促进头部血液循环，缓解偏头痛。冰片开窍醒神，清热止痛。

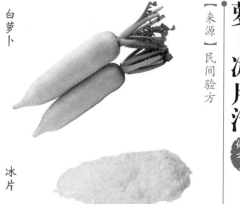

白萝卜

冰片

地肤子川芎饮 偏方4

【来源】民间验方

材料 地肤子50克，川芎15克，菊花15克。

做法 将上述三种材料放入锅中，加入适量清水，煎至有效成分析出。每日3次，饭后饮用。

功效 本品清头明目，同时可以散瘀止痛。对于感冒引起的头痛有缓解作用。

地肤子

川芎

菊花

桂圆壳煮水 偏方5

【来源】民间验方

材料 桂圆壳15克。

做法 桂圆壳洗净，放入锅内，加入适量清水，水煮20分钟，然后取汁饮用。

功效 桂圆祛风散邪，聪耳明目，对于头晕、头痛有缓解作用。

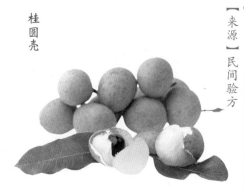

桂圆壳

旅途晕车、晕船 小偏方

外出旅游，很多人都会遇到晕车、晕船的经历，出现头晕目眩、恶心、出冷汗、甚至呕吐等。这些都是人体在过度摇荡时不能适应所表现出来的一种反应性症状。睡眠不足或者过饥过饱、神经紧张和疲劳，都容易造成这种现象的发生。

橘皮喷鼻 偏方1

【来源】民间验方

橘皮

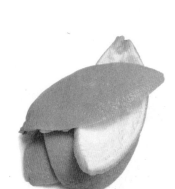

材料 新鲜橘皮适量。

做法 乘车、乘船前1小时左右，将新鲜橘皮洗净，表皮朝外，用手指挤压，皮中便会喷射出细小油雾，吸入鼻内。

功效 橘皮辛散通温，气味芳香，有理气和胃、治疗恶心呕吐的作用，可预防晕车、晕船。

柠檬汁 偏方2

【来源】民间验方

柠檬

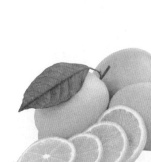

材料 鲜柠檬1个。

做法 鲜柠檬洗净，切片，放入杯子中，加入适量清水，浸泡之后即可饮用。

功效 柠檬所含的单宁酸能中和消化液，使口腔变得干燥，很快消除恶心感。

生姜片贴肚脐 偏方3

【来源】民间验方

生姜

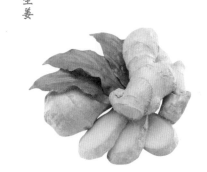

材料 鲜生姜片2片。

做法 将生姜片贴于肚脐处（神阙穴），然后用胶布或者伤湿止痛膏固定，即可。

功效 生姜开胃止呕，对于预防晕车、晕船有很好的疗效，同时对头痛也有缓解作用。

蜂蜜白萝卜泥 偏方4

【来源】民间验方

白萝卜

蜂蜜

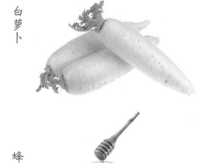

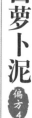

材料 白萝卜1个，蜂蜜50克。

做法 白萝卜洗净切丝后，放入榨汁机中榨取白萝卜汁，加入蜂蜜，搅拌均匀。分2次吃完。

功效 萝卜泥能够健脾和中，养胃止呕，可以有效缓解晕车、晕船的症状。

食醋饮 偏方5

【来源】民间验方

醋

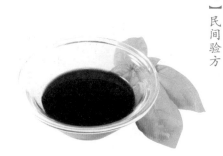

材料 食醋适量。

做法 温水适量，滴入食醋，混合均匀。1次饮尽。

功效 食醋具有消食化积，解毒之功，同时能消除疲劳，促进睡眠，并能减轻晕车、晕船的不适症状。

上班族必备小偏方

加班提神 小偏方

早晨来上班感到浑身软绵绵的，注意力不集中，心情烦躁，还没有下班，呵欠就打起来，这些状况给我们的工作与学习带来一定的影响，因此我们要及时采取行动，让我们的身体每天处于最佳状态。

【来源】民间验方

蜂蜜鲜松汁 偏方1

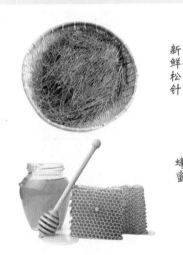

新鲜松针

蜂蜜

材料 新鲜松针1大把，蜂蜜适量。

做法 松针剪成小段，加清水、面粉浸泡1小时，洗净，放入榨汁机中，倒入适量清水，榨汁去渣。加入适量蜂蜜拌匀。代茶饮。

功效 醒脑提神，抗疲劳。长期服用还可以提高睡眠质量。

【来源】民间验方

薄荷茶 偏方2

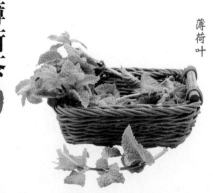

薄荷叶

材料 薄荷叶5片。

做法 薄荷叶用冷水洗净后放到茶杯中，加入热水200毫升，加盖15分钟直到药香散出即可，也可加入适量蜂蜜，调节口味。

功效 薄荷醒脑提神，同时可以促进新陈代谢。

石菖蒲饮 偏方3

【来源】民间验方

石菖蒲

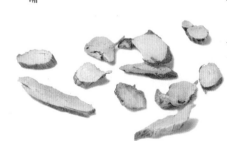

材料 石菖蒲5克（鲜品加倍）。

做法 取备好的石菖蒲放入杯中，加入适量温水冲泡，至有效成分析出。代茶饮。

功效 石菖蒲开窍豁痰，醒神益智，对于精神不佳有很好的调节作用。

西洋参五味茶 偏方4

【来源】民间验方

西洋参

五味子

枸杞

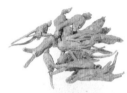

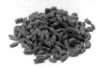

材料 西洋参5克，五味子5克，枸杞5克。

做法 三者放入杯中，加适量温水冲泡片刻，至有效成分析出。每天服用至少1次。

功效 本品补阴润燥，益气明目，适合经常熬夜的人群食用。

水果茶 偏方5

【来源】民间验方

柠檬

橙子

草莓

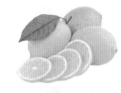

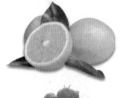
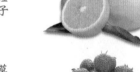
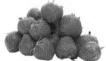

材料 柠檬、橙子、草莓各适量。

做法 将备好的柠檬、橙子、草莓洗净，切成块，放入杯中，冲入适量温水，即可饮用。

功效 本品富含多种维生素，酸甜可口，提神醒脑。

熬夜不适 小偏方

　　长期熬夜的人皮肤受损会非常严重，可引起一系列的皮肤问题，肤色暗淡，起痘。还会引起过度肥胖，熬夜者喜欢吃夜宵，夜晚进食不但会使人难以入睡，还会使隔日早晨食欲不振，如此造成的营养不均衡，就会引起过度肥胖。

菊花绿茶

【来源】民间验方

偏方1

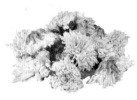

菊花

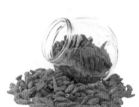

枸杞

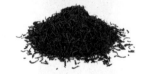

绿茶

材料 菊花5朵，枸杞3克，绿茶3克。

做法 将枸杞和菊花洗净，放入杯中，放入绿茶，加适量开水冲泡片刻，至有效成分析出。饮用。

功效 本品补阴润燥，补肝明目，适合经常熬夜的人群饮用。

枣仁粳米粥

【来源】《本草纲目》

偏方2

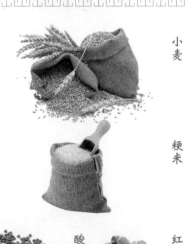

小麦

粳米

酸枣仁

红枣

材料 酸枣仁30克，小麦30克，粳米100克，红枣6枚。

做法 将小麦、枣仁、红枣洗净放入纱袋中，扎紧袋口放入锅内，加水煮沸，转小火煎40分钟。取出药袋，煎汁留锅内加入粳米同煮成粥。每日2~3次，趁热服用。

功效 枣仁提高人体免疫力，宁心安神，对于经常熬夜造成的神志不宁、焦虑等症有很好的疗效。

黄连水 [来源] 民间验方 偏方3

黄连

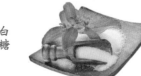
白糖

材料 黄连6克，白糖20克。

做法 黄连洗净，放入杯子中，加入100毫升清水浸泡。如果觉得太苦可加入适量白糖。分2次服用，早晚各1次。

功效 黄连清热泻火，对于经常熬夜导致的肠胃功能紊乱而出现的口臭现象有缓解作用。

人参莲子汤 [来源] 民间验方 偏方4

人参

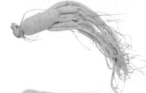
莲子

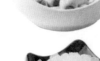
冰糖

材料 人参10克，莲子10枚，冰糖30克。

做法 莲子洗净，与人参、冰糖共同加入砂锅内，加入适量开水，煮至莲子熟烂即可。食用。

功效 本品益气补血，对于气血不足导致的慢性疲劳综合征有很好的缓解作用。

枸杞桑葚粥 [来源] 民间验方 偏方5

粳米

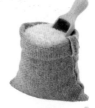
枸杞

桑葚

材料 枸杞5克，桑葚5克，粳米100克。

做法 上述材料洗净，依次放入锅中，加入适量清水，共熬成粥食用。每日早晚两餐食用。

功效 枸杞、桑葚补肝肾，益脾胃，可以有效缓解熬夜带来的眼疲劳，同时提高机体抵抗力。

肩颈酸痛 小偏方

办公室一族，整天在电脑前工作，长时间保持一个固定的动作，久而久之，肩膀和背部就会感到麻木，疼痛也随之袭来。主要表现为脖子僵硬、活动受限、肩颈疼痛为主，严重者表现为上肢无力、手指麻木、头痛、恶心，甚至下肢无力。

川芎热敷 偏方1

【来源】《食物疗法》

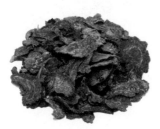

川芎

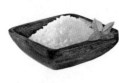

医用纱布

材料 川芎30克，医用纱布1块。

做法 川芎研成细末，过筛，用药纱布做里层，将药末加入纱布空隙中，缝好，制成药袋敷于患处即可。睡前热敷，次日取下，重复使用2~3次，药香味淡去后则另换药末。

功效 川芎舒筋活血，行气祛风，可治风寒湿邪所致痹阻，血气通、筋脉舒则病自除。

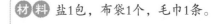

炒盐热敷 偏方2

【来源】民间验方

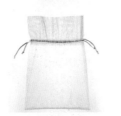

盐

布袋

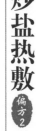

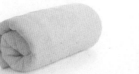

毛巾

材料 盐1包，布袋1个，毛巾1条。

做法 将盐倒入铁锅内，小火慢慢加热，边加热边搅拌，至温度达到50~60℃，倒入布袋内，将袋口扎好，置于患处，用毛巾包裹保温。一般每次治疗20~30分钟，每日或隔日1次，至症状缓解。

功效 用盐热敷，活血化瘀，加速血液循环，从而起到缓解肩颈酸痛的作用。

大餐拼酒 小偏方

很多人都难以避免工作应酬，暴饮暴食，摄入过多酒水。长此以往，会出现头昏脑涨、精神恍惚、肠胃不适、胸闷气急、腹泻或便秘，严重的会引起急性胃肠炎，甚至胃出血等，下面就为大家介绍一些生活小偏方，方便您的日常调养。

山楂饮 【来源】民间验方 偏方1

（材料）山楂20克。

（做法）山楂切片，放如杯中，加入适量温水，浸泡片刻后饮用。每日2~3次。

（功效）山楂具有明显的降脂作用，消食化积，健脾开胃，适合肠胃食滞的人饮用。

山楂

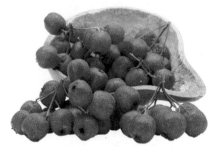

玉米须桑叶茶 【来源】民间验方 偏方2

（材料）玉米须10克，干桑叶10克，茶叶5克。

（做法）将备好的玉米须清洗干净，同桑叶、茶叶一同放入杯中，加入25毫升沸水，浸泡5分钟。于大餐后饮用。

（功效）本品降压减脂，同时还能降低血液中血糖含量，非常适合经常外出应酬喝酒的人饮用。

玉米须

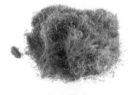

干桑叶

茶叶

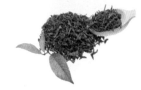

声音嘶哑 小偏方

声音嘶哑又称声嘶，是喉部（特别是声带）病变的主要症状，多由喉部病变所致，也可由全身性疾病引起。声嘶的程度因病变的轻重而异，轻者仅见音调变低、变粗，重者发声嘶哑，甚至只能发出耳语声或失音。

冰糖雪梨汁 偏方1

【来源】《食物疗法》

冰糖

雪梨

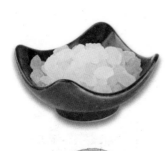
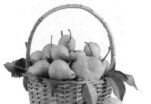

材料 冰糖50克，雪梨2个。

做法 将备好的雪梨洗净，去皮，切成块，和冰糖共同放入锅中，加适量清水，大火烧开后转小火煮烂。每日2次分服。

功效 本品清肺润喉，消炎降火。用于喑哑，对肺热久咳亦有较好的疗效。

胖大海茶 偏方2

【来源】民间验方

胖大海

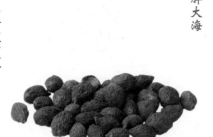

材料 胖大海3枚。

做法 将胖大海洗净，放入锅中，加适量清水，煎成汁。代茶饮，2~3天为宜。

功效 胖大海清肺利咽，对于感冒咽痛、肺热声哑、干咳无痰等有一定的疗效。

眼睛发红 小偏方

　　若角膜、虹膜睫状体或眼内组织发生了炎症，可突然发生眼红，伴有怕光、流泪等症状，视力也会受到影响。此外，眼球附近的眼睑皮肤发炎、睑腺炎或眼眶部感染等，都会引起眼红。

菊花饮 偏方①
【来源】民间验方

材料 菊花10克。

做法 取备好的菊花洗净，放入砂锅中，加入适量清水，煮沸后待用。头煎内服，代茶饮。二煎洗眼，1日2次。

功效 菊花散风清热，平肝明目。用于风热感冒、头痛眩晕、目赤肿痛、眼目昏花。

菊花

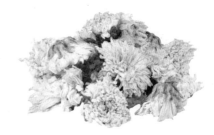

蛋白外敷 偏方②
【来源】民间验方

材料 鸡蛋1个。

做法 取备好的鸡蛋煮熟，去皮，去蛋黄不用，趁热将蛋白剥离出来，洗净后外敷于患眼眼皮处。外敷约30分钟左右，每日1次，连用3天。

功效 鸡蛋白外用清热解毒，可以有效缓解眼睛发红。

鸡蛋

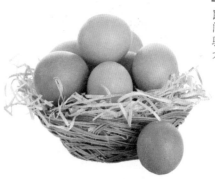

熊猫眼 小偏方

熊猫眼，也就是黑眼圈，主要是皮下组织血管充血和静脉回流不畅所致。上班族经常熬夜工作可以引起黑眼圈。另外，眼部卸妆不彻底导致的色素沉淀和缺乏体育锻炼等，使血液循环不良，都可导致"熊猫眼"。

外敷土豆泥 偏方1

【来源】民间验方

土豆

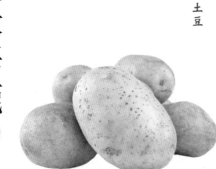

材料 土豆150克。

做法 将土豆洗净，去皮放入榨汁机中榨成土豆泥，外敷于眼部周围。15分钟后取下，用清水洗净。每2天1次即可。

功效 土豆中富含维生素A和B族维生素，具有保护眼睛的功效，热敷眼部，能延缓眼袋形成。

黄瓜酸奶眼膜 偏方2

【来源】民间验方

黄瓜

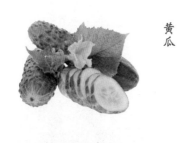

酸奶

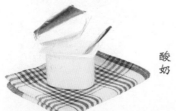

材料 黄瓜1根，酸奶1盒。

做法 将黄瓜洗净，去皮榨成黄瓜汁，与酸奶混合，搅拌均匀后，再放入冰箱中5分钟后取出，敷于眼部。10分钟后取下。

功效 二者均具有美白、补水的功效，可以使眼部皮肤光亮，适合熬夜后使用。

黄瓜玫瑰眼膜

【来源】民间验方

偏方3

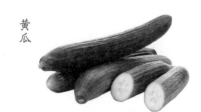
黄瓜

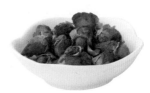
干玫瑰花

材料 黄瓜4片，干玫瑰花5朵。

做法 黄瓜与泡软的干玫瑰花搅拌成糊，敷于眼皮及眼周。敷15分钟之后以冷水洗净。

功效 本品可促进眼部毛细血管的血液循环，舒缓眼部疲劳及不适。

牛奶冷敷法

【来源】民间验方

偏方4

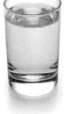
冰水

牛奶

材料 棉花球、冰水、冷的全脂牛奶适量。

做法 将冰水及冷的全脂牛奶以1：1比例混合调匀，用棉花球蘸混合液涂在眼睛上约15分钟即可。

功效 促进眼睛局部皮肤血液循环、缓解黑眼圈。

熟鸡蛋疗法

【来源】民间验方

偏方5

鸡蛋

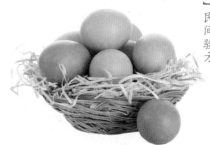

材料 鸡蛋1个。

做法 将煮熟的鸡蛋去皮后用毛巾包住放在眼周围轻轻滚动按摩。

功效 通过加速血液循环来改善黑眼圈，同时还能消除眼袋。

早晨水肿 小偏方

组织间隙或体腔内过量的体液潴留称为水肿，然而通常所称的水肿乃指组织间隙内的体液增多，是由于体内水湿停滞，致面目、四肢、胸腹甚至全身浮肿的一种疾病。

蒸冬瓜 偏方1

【来源】民间验方

冬瓜

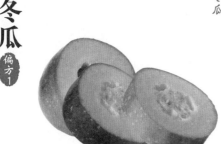

材料 冬瓜500克。

做法 冬瓜连皮切片，放碗内上锅蒸熟。每日食用3次，至水肿消食。

功效 冬瓜利水消肿，对于水肿有很好的食疗作用。

鲫鱼赤小豆汤 偏方2

【来源】民间验方

鲫鱼

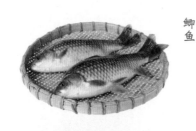

赤小豆

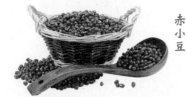

材料 鲫鱼240克，赤小豆120克。

做法 鲫鱼去鳞、肠肚等，洗净，与赤小豆同煮，至豆熟鱼烂成浓汤。不拘时，代茶饮。

功效 本方行气利水，适用于水肿。

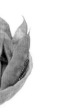

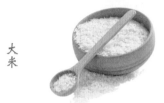

扁豆大米粥

【来源】民间验方

偏方3

材料 扁豆50克，大米100克。

做法 取备好的扁豆和大米洗净，放入锅中，加入适量清水，煮至米熟豆烂。温热后食用。

功效 本方益气、健脾、消肿，适用于脾虚水肿。

扁豆

大米

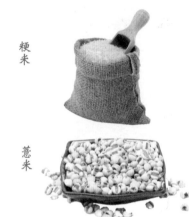

薏米粳米粥

【来源】《本草纲目》

偏方4

材料 薏米、粳米各50克。

做法 将二者分别用清水泡发，洗净，放入锅内，加清水，煮至熟烂稠厚即成。每天清晨温热后食用。

功效 本方祛风除湿，利水消肿。适用于筋脉拘挛、屈伸不利、水肿等症。

粳米

薏米

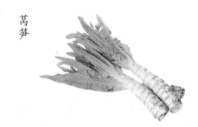

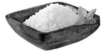

拌鲜莴笋

【来源】民间验方

偏方5

材料 莴笋250克，盐适量。

做法 莴笋洗净去皮，切成细丝，放入碗内，加盐，搅拌均匀，即可食用。

功效 莴笋具有利尿、通乳、清热解毒的功效。主小便不利、尿血、乳汁不通。

莴笋

盐

舌头长疮 小偏方

　　舌头长疮，是发生在舌的边缘上局限性缺损、溃烂。上班族经常加班熬夜、睡不好、吃饭不规律、工作压力大等，很容易发生口舌生疮。疮面多为白色，大小可从米粒扩至黄豆大小，周围红晕，疼痛难忍。下面为您介绍一些小偏方，方便您进行自我治疗。

苹果胡萝卜汁 偏方1

【来源】《食物疗法》

苹果

胡萝卜

材料 苹果250克，胡萝卜200克。

做法 将备好的苹果和胡萝卜洗净，去皮切块，放入榨汁机中榨取果汁。每天分3次饮用。

功效 本品对于热病初期引起的舌头长疮、口腔糜烂、口腔溃疡有食疗作用。

莲子心茶 偏方2

【来源】民间验方

莲子心

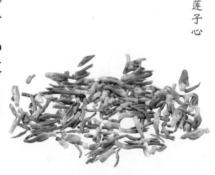

材料 莲子心3克。

做法 取备好的莲子心，清洗干净，放入杯中，倒入适量温水冲泡。代茶饮，每日1剂。

功效 莲子心苦寒，清心，去热，对舌头生疮有食疗作用。

干眼症 小偏方

干眼症是指任何原因造成的泪液质或量异常或动力学异常，导致泪腺稳定性下降，并伴有眼部不适和（或）眼表组织病变特征的多种疾病的总称。常见之症状包括眼睛干涩、容易疲倦、眼痒、痛灼热感、分泌物黏稠等，这种损伤日久则可造成角结膜病变，并会影响视力。

杞菊茶 偏方1

【来源】民间验方

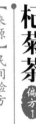

枸杞

菊花

材料 枸杞10克，菊花8克。

做法 枸杞洗净后，与菊花一同放入杯中，用开水冲泡5分钟。先熏眼，再饮用，每日3次。

功效 本品滋阴明目，具有抗氧化、保护眼球细胞、预防白内障的作用。

麦冬玉竹饮 偏方2

【来源】民间验方

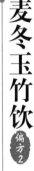

麦冬

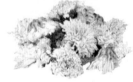

玉竹

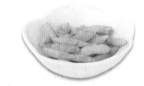

生地

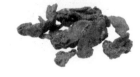

材料 麦冬、玉竹、生地各10克。

做法 上述三者洗净后，放入砂锅中，加入适量清水，大火煮沸后转小火煮约1小时。代茶饮。

功效 本品滋阴明目，具有抗氧化、保护眼球细胞、预防白内障的作用。

空调病 小偏方

　　长时间在空调环境下工作学习的人，因空气不流通，环境得不到改善，会出现鼻塞、头昏、打喷嚏、耳鸣、乏力、记忆力减退等症状，以及一些皮肤过敏的症状，如皮肤易过敏、干燥等。这类现象在现代医学上称之为"空调综合征"或"空调病"。

山楂荷叶饮 偏方1

【来源】民间验方

 山楂

 鲜荷叶

生甘草

材料 山楂80克，鲜荷叶10克，生甘草5克。

做法 上药洗净，加水1000毫升，浸泡半小时后大火煮开，再换成小火煮20分钟左右。将汤汁分2～3次每次饭后半小时左右服用1次，每日1剂，连服3～4周即可见效。

功效 山楂有消炎抗过敏的作用，荷叶对于空调引起的皮肤过敏有很好的疗效。

吴茱萸粉外敷 偏方2

【来源】民间验方

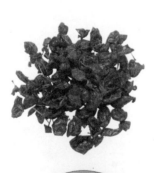 吴茱萸

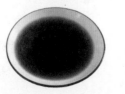 食醋

材料 吴茱萸10克，食醋适量。

做法 吴茱萸磨成粉，加入适量食醋，搅拌均匀，调成湿泥丸状。用胶布贴敷于双侧涌泉穴，每日1次，1个月为1个疗程。

功效 涌泉穴是足少阴肾经的起点，外敷吴茱萸粉具有滋肾补肾的作用，可以缓解耳鸣症状。

核桃仁粳米粥 偏方3

【来源】民间验方

材料 核桃仁10克，粳米50克。

做法 核桃仁加适量清水，放入榨汁机中，榨取核桃汁，倒入粳米中，共同煮粥食用。早晚各一次，加热后食用。

功效 本品能够行气活血，可有效缓解长期吹空调造成的鼻塞、流涕等症。

粳米

核桃仁

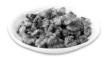

远志汤 偏方4

【来源】民间验方

材料 远志3克，百合10克，桂圆肉10克，冰糖5克。

做法 将上述各药加入炖盅内，倒入适量清水，煮沸后加入冰糖，续煮至冰糖溶化即可。每晚服用1次，一般2～3周即可见效。

功效 远志健脑益智，桂圆补益心脾，百合清心安神，上述三品合用对于缓解记忆力减退有食疗作用。

远志

百合

桂圆肉

冰糖

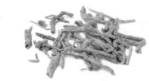
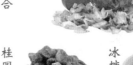

刺五加五味茶 偏方5

【来源】民间验方

材料 刺五加15克，五味子6克。

做法 将刺五加、五味子同置茶杯内，冲入沸水，加盖闷15分钟即可。代茶饮，每日1剂。

功效 本品补肾强志、养心安神，适用于腰膝酸痛、神疲乏力，失眠健忘、注意力难以集中等症。

刺五加

五味子

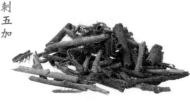
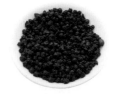
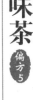

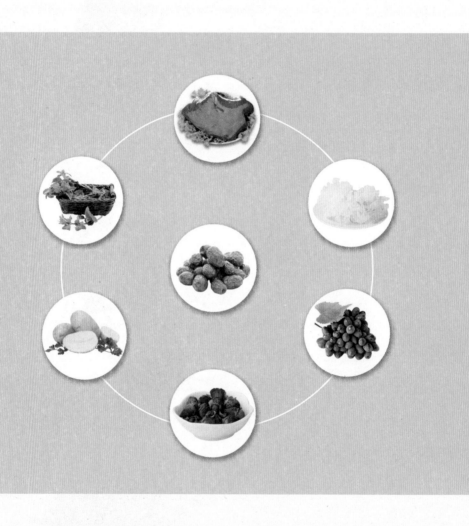

第三章

为女人量身打造的小偏方

作为女人，都想要拥有如凝脂、洁白无瑕的肌肤，亭亭玉立、婀娜多姿的身材，明眸皓齿、小巧迷人的五官。本章介绍了为女人量身打造的小偏方，分成三部分，分别为基础美容小偏方、打造「S」身形小偏方、五官「美容」小偏方，这些都是女人会遇到的常见问题，针对这些问题分别列举了几款有效的民间食疗和民间运动小偏方，女性朋友可自主选择。持之以恒地使用这些食疗方和偏方，一定会让您由内而外地美丽。

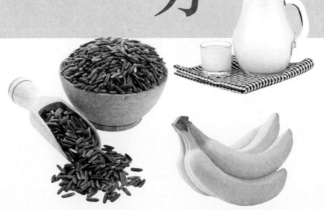

基础美容小偏方

美白  小偏方

　　黑色素是存在于每个人皮肤基底层的一种蛋白质。紫外线的照射会令黑色素产生变化，生成一种保护皮肤的物质，然后黑色素又经由细胞代谢的层层移动，到了肌肤表皮层，形成了我们所看到的色斑和肤色不匀等皮肤问题。下面介绍几款美白偏方，供大家选择。

【来源】民间验方

美白蜜醋 偏方1

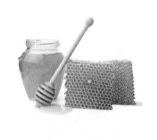

蜂蜜

醋

材料 蜂蜜20克，醋20毫升。

做法 将上述材料加温水冲开，混合均匀。日服2~3次，可长期服用。

功效 本品养颜嫩肤，同时提亮肤色，促进新陈代谢。

【来源】民间验方

西红柿亮肤面膜 偏方2

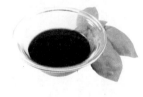

西红柿

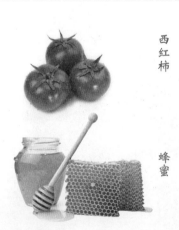

蜂蜜

材料 西红柿半个，蜂蜜适量。

做法 将西红柿搅拌成汁后加入适量蜂蜜搅至糊状。均匀涂于脸或手部，待约15分钟洗去。建议每周做1~2次。

功效 此法可同时做脸及手部美白。特别是暗疮皮肤，能有效去油腻，防止感染，使皮肤白皙细致。

保湿补水 小偏方

　　女人皮肤好的首要标准就是水嫩，如果肌肤缺水，色斑、皱纹和皮肤的一些炎症等问题都会找上您，中医更讲求调气、排毒，所谓中医美白，对肤质的透明度、亮泽度的改善，比涂抹粉底的效果还要好，其中，肝、脾、肾就是三个调理重点。下面介绍几款能保湿补水的小偏方，爱美的您不妨试一试。

牛蒡枸杞茶 偏方1

【来源】民间验方

材料 牛蒡300克，枸杞适量，冰糖适量。

做法 将全部原料分成均等的10份，分别装入10个茶包袋中。每次1袋，沸水冲泡，10分钟后饮用，可反复冲泡。

功效 本品可以强筋健骨，同时促进新陈代谢，使皮肤保持细腻。

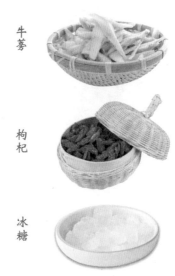

牛蒡

枸杞

冰糖

杏仁蛋清面膜 偏方2

【来源】民间验方

材料 杏仁50克，鸡蛋1个，白酒20毫升，蜂蜜适量。

做法 将杏仁浸泡后去皮，捣烂如泥，加入蛋清和蜂蜜调匀。每晚睡前涂擦，次晨用白酒洗去，直至斑点全退。

功效 杏仁中的杏仁碱成分，可以淡去脸上的色斑，同时保持皮肤光滑和白嫩。

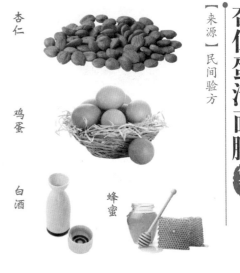

杏仁

鸡蛋

白酒

蜂蜜

红润面色 小偏方

　　很多女人都不喜欢做脸色发黄的"黄脸婆"，很多时候脸色蜡黄是因为气血亏虚引起，建议从饮食调养开始。气血双补的食物，如紫米、枸杞、红枣、黄芪、阿胶等，既可补气，又能补血。下面介绍几款具有红润面色功效的小偏方，供爱美的女士选择。

补血养颜粥 偏方1

【来源】民间验方

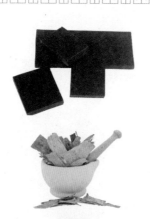

紫米

枸杞

红枣　红糖

材料 红枣12枚，枸杞30克，紫米50克，红糖30克。

做法 将红枣、枸杞、紫米洗净，置于铁锅中加清水，先用旺火煮沸，改用文火煨粥，粥成时加入红糖，调匀。每日1剂，早、晚分服。

功效 本品养肝益血，丰肌泽肤，适用于营养不良、面色苍白、皮肤较干燥及身体瘦弱者。

胶芪枣汤 偏方2

【来源】民间验方

阿胶

黄芪

红枣

材料 阿胶9克，黄芪18克，红枣10枚。

做法 先水煎黄芪、红枣，水沸1小时后取汤，将阿胶纳入汤药中溶化，服用。每日1剂。

功效 阿胶补益血液，黄芪、红枣补气生血，三味同用能补气养血，用于面色苍白者的补养和治疗。

祛斑 小偏方

雀斑是发生于面部、颈部、手臂部位的褐色斑点，因其形状、颜色如雀卵，故名雀斑。黄褐斑是发生于颧骨、额及口周围，多对称呈蝴蝶状，又称蝴蝶斑。女性黄褐斑一般由月经紊乱、经前乳胀等导致，男性则由阳痿、早泄、肠胃功能紊乱导致。

茯苓面膜 偏方1

【来源】民间验方

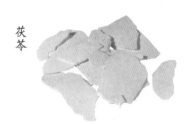

茯苓

牛奶

材料 茯苓粉5克，牛奶100毫升。

做法 牛奶下锅加热后加入茯苓粉，搅拌均匀，待冷却后即可。每周外敷面部。

功效 茯苓能够淡化色斑、瘢痕，同时抑制色素沉着，与牛奶搭配，可增强美白效果。

鸡蛋蜂蜜面膜 偏方2

【来源】民间验方

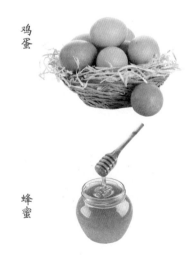

鸡蛋

蜂蜜

材料 鸡蛋1个，蜂蜜15克，蜂王浆15克。

做法 将鸡蛋取蛋清，置于面膜碗中，然后加入蜂蜜、蜂王浆及适量纯净水搅拌均匀成糊状即可。洁面后，将面膜均匀涂抹在脸上，15~20分钟后用清水洗净。

功效 本方能深层净化肌肤，消除肌肤细胞中的毒素，淡化并去除黑斑，常用还可嫩滑肌肤。

祛痘 小偏方

痘俗称青春痘、粉刺、暗疮，是一种发生于毛囊皮脂腺的慢性皮肤病，多发于头面部、颈部、前胸、后背等皮脂腺丰富的部位。主要临床表现为黑头粉刺、白头粉刺、炎性丘疹、脓疱、结节、囊肿，易形成色素沉着、毛孔粗大甚至疤痕样损害，多发于青春期男女。

丝瓜皮饮 偏方1

【来源】民间偏方

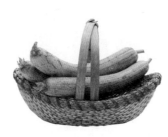

丝瓜

冰糖

材料 新鲜丝瓜200克，冰糖适量。

做法 将丝瓜洗净去皮，取丝瓜皮切成小片，晒干。每次取3~4片丝瓜皮，加入适量冰糖，倒入温水冲泡代茶饮。

功效 丝瓜清热去火，对于预防皮肤长痘有很好的疗效。

祛痘消炎茶 偏方2

【来源】民间偏方

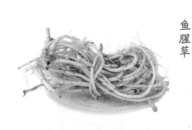

鱼腥草

蒲公英

材料 鱼腥草150克，蒲公英100克。

做法 将原料分为10份，装入10个茶包袋中。每次取1袋，冲入沸水中，浸泡2分钟即可饮用。

功效 本品适用于胃热、经常便秘、咽痛的人群使用，可抑制因上火引起的痘痘。

消除脸部水肿 小偏方

脸肿的原因之一就是生活没规律，经常熬夜会影响代谢，使体内废物易于积聚。或者饮食不定时，也有的是因为压力过大而引起脸部浮肿，因为亚健康问题会令淋巴系统运作减慢，因此会让过剩的水分囤积在体内无法及时排出，造成身体水肿、脸部水肿等问题。

薏米消肿茶 偏方1

【来源】民间验方

材料 薏米600克，甘草10克。

做法 将薏米炒熟，和甘草一同放入料理机中打成粗粉，分成20等份，装入茶包中。每次取1袋，放入杯子中，用沸水冲泡。

功效 薏米健脾渗湿，可有效去除面部水肿。

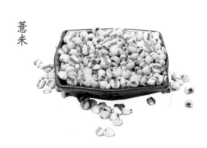

薏米

甘草

冬瓜银耳莲子汤 偏方2

【来源】民间验方

材料 冬瓜300克，水发银耳100克，水发莲子90克，冰糖30克。

做法 将冬瓜洗净切成丁；银耳洗净切小块，与莲子一起入锅中炖熟，放入冰糖混匀即可。佐餐食用，每日1次。

功效 银耳、莲子都具有滋润皮肤的作用，而高钾低钠的冬瓜，有助于水分排出，消除面部水肿。

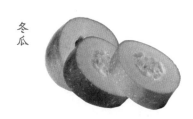

冬瓜

银耳

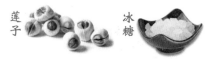

莲子

冰糖

改善肤色暗沉 小偏方

肤色暗沉，给人一种无精打采的感觉，似乎脸没洗干净一样，没有光泽和色彩，人也显得精神萎靡。想要摆脱肤色暗沉带来的困扰，只有从内到外进行排毒，方能体现效果，下面为您推荐几款可有效改善肤色暗沉的小偏方，爱美的女性朋友不妨试一试。

洋甘菊枸杞茶 偏方1

【来源】民间偏方

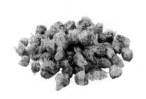

洋甘菊

枸杞

材料 洋甘菊3克，枸杞少许。

做法 将洋甘菊放入杯中，加入适量开水，加盖闷约5分钟即可。代茶饮，适宜午后细细品尝。

功效 洋甘菊与枸杞搭配泡茶饮用具有润肠通便、排毒养颜、改善肤质的作用。

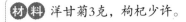

香蕉牛奶美白法 偏方2

【来源】民间偏方

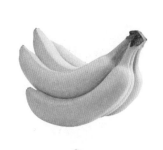

香蕉

牛奶

材料 香蕉1根，牛奶适量。

做法 将香蕉捣成糊，倒入牛奶、适量水，调成糊即可。洁面后，将混合物抹在脸上，轻轻按摩并拍打脸部，15~20分钟洗掉。

功效 香蕉和牛奶具有美白滋润的作用，对暗沉肌肤有改善作用。

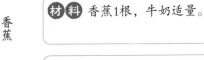

加味绿茶

【来源】民间偏方

偏方3

材料 绿茶1小包，葡萄10粒，菠萝2片，蜂蜜1小勺，柠檬2片。

做法 取绿茶包放在杯中，加入开水浸泡7~8分钟；将菠萝片与葡萄粒榨成汁，然后将果汁、蜂蜜、柠檬和绿茶水同时倒入玻璃杯中搅匀即可。代茶饮，可反复冲泡至无味。

绿茶
葡萄
菠萝　蜂蜜　柠檬

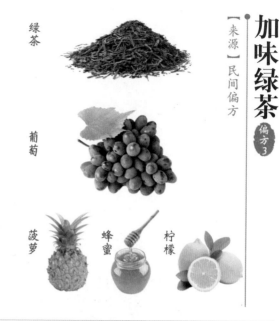

功效 葡萄中的葡萄籽能抗衰老，并可清除体内自由基，让您永葆青春。本方有促进肌肤新陈代谢，更新老化角质层，让肌肤更光滑、白皙的功效。

玫瑰红茶

【来源】民间偏方

偏方4

材料 玫瑰花6朵，红茶适量，柠檬1小片，蜂蜜1大勺。

做法 将红茶包放入杯中，用开水冲泡约6分钟，然后将玫瑰花放入红茶水内，盖上盖，闷2分钟，最后倒入蜂蜜、柠檬片拌匀即可。代茶饮，可反复冲泡至无味。

玫瑰花
红茶
柠檬　蜂蜜

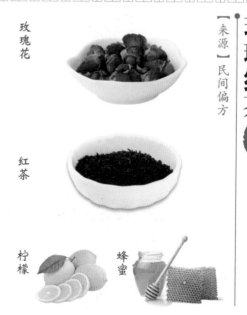

功效 红茶具有抗衰老的作用，玫瑰可调理气血，促进血液循环，与红茶、蜂蜜合用，可有效地改善肌肤暗沉。

打造"S"身形小偏方

全身减重 小偏方

　　25岁以后，人体的肌肉和脂肪的比例会逐渐发生变化，肌肉的比例逐渐下降，而脂肪的比例逐渐上升。当脂肪比重逐渐赶超肌肉比重时，体重就会逐渐增加。其实减肥并不难，只要有足够的恒心，一定可以减下来的，下面为您介绍了几款全身减重的小偏方，追求瘦身的您可以试一试。

【来源】民间偏方

荷叶粥 偏方1

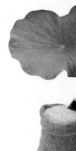
荷叶

粳米

冰糖

材料 鲜荷叶1张，粳米100克，冰糖少许。

做法 粳米淘洗干净；鲜荷叶洗净，切块后放入锅内，加清水适量，烧沸后转小火煮15分钟，去渣留汁。将粳米、荷叶汁放入锅内，煮至米烂，加冰糖调味。每日2次。

功效 本方能有效地分解体内的脂肪，有减肥的功效。

【来源】民间偏方

赤小豆粥 偏方2

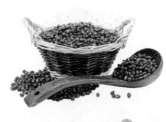
赤小豆

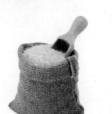
粳米

材料 赤小豆30克，粳米50克。

做法 将赤小豆、粳米分别洗净，浸泡半小时，将赤小豆、粳米一同入锅，加适量清水煮至粥烂即可。每日2次，作为早、晚餐食用。

功效 赤小豆具有利水消肿、解毒排脓等功效，与粳米同煮成粥，久食可利水健脾、减重。

细腰 小偏方

　　爱美是女人的天性，尤其是一些较为年轻的女性们都想减肥、瘦腰，拥有让人羡慕的完美身材，可是如何减掉腰部的赘肉呢，如何有效瘦腰成为很多女性烦恼的问题，下面为您介绍了几款瘦腰的小偏方，想要拥有魔鬼般的细腰的爱美女士不妨试一试。

荷叶茶 偏方1
【来源】民间偏方

材料 荷叶3克，决明子6克，玫瑰花3克。

做法 用40℃左右的热水把所有花茶都冲洗一遍，将所有冲洗过的花茶放入玻璃杯中，用85℃的热水冲泡，闷5分钟即可。代茶饮用。

功效 荷叶有利水、消脂的功效，和决明子、玫瑰花一起冲泡的功力更强，瘦腰效果更好。食用后不仅能令人神清气爽，还可减肥。

荷叶

决明子

玫瑰花

赤小豆金银花汤 偏方2
【来源】民间偏方

材料 山楂15克，赤小豆200克，金银花适量，冰糖适量。

做法 将山楂、金银花一起放入锅中，加适量水煮20分钟，滤渣留汁，放入赤小豆同煮至熟烂，放入冰糖调味即可。早晚分服。

功效 本方具有清火、消脂的功效，常饮用能帮助消除腰部赘肉、美化腰部线条。

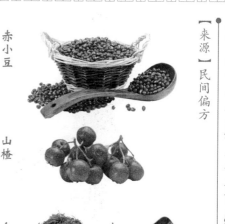

赤小豆

山楂

金银花

冰糖

翘臀 小偏方

翘臀是女性身材的一个鲜明特征。翘臀实用耐看，高翘的臀是美感的一种表现。而且臀部发达有利于生殖和孕育。俏丽健美的臀部是女性引以为豪的资本之一。那么如何使臀部翘起呢，下面就为大家介绍几款翘臀的小偏方，爱美的您在家中不妨试一试。

九点靠墙法 偏方1

【来源】生活偏方

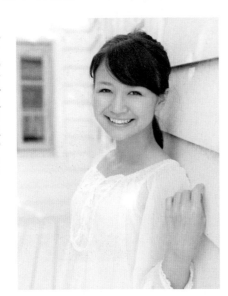

做法 两腿并拢，靠墙站立，身体背后九个点贴着墙面，即两只脚后跟、两个小腿肚、臀尖、两个肩和后脑勺都贴着墙。然后做"提收松挺"，提、收，就是膝盖、臀部、腹部向上提收；松、挺，指前胸、后背、颈部向上挺拔，两肩放松。不要抬下巴，感觉颈部向上牵引，引导整个脊椎在感觉上成直线。

功效 本方可收紧臀部、腹部、腿部肌肉，从而起到瘦身作用。

提臀开胯法 偏方2

【来源】生活偏方

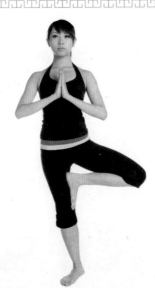

做法 双腿分开与肩同宽，重心落在右腿上，左腿自然弯曲，脚尖轻轻踮起，胯骨向右腿边上提。双手手掌相对合十，手掌靠近身体右侧，坚持10秒。再将重心移至左腿上，手掌移至左侧，坚持10秒。左右各10次为一组，完成2~3组。注意：胯骨一定要尽量打开，并且用力将臀部上提。

功效 本方可消除臀部脂肪，紧实并提升后臀。

美腿 小偏方

美腿是形容女性的美丽、性感、修长的玉腿。女性到了性成熟时期，身体的脂肪就开始堆积，其中，腿部就是关键部位之一。想要拥有一双美腿，平日要多吃有瘦腿效果的食物及多做美腿运动，下面介绍几款瘦腿的小偏方，想要美腿的女性朋友不妨多试一试。

瘦腿操 偏方1
【来源】生活偏方

做法 正坐在床上，腿部略微屈膝，脚掌着地。双手的拇指和食指从左右两侧捏住腿部，脚踝处向上轻揉，直至腿部感到略微酸疼，换另一条腿练习上述运动。在给腿部按摩的时候，用乳液、按摩膏或精油之类的润滑液，洗澡后按摩，身体吸收、减肥的效果会更好。

功效 本方能使腿部变得更加纤瘦，以达到减肥瘦身的效果。

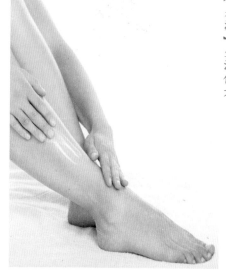

双脚晃动操 偏方2
【来源】生活验方

做法 仰卧在床上或地板上，先让双脚在空中晃动，然后像踏自行车一样让双脚旋转，持续2分钟。全身血液循环立即通畅，可燃烧脂肪，且有助于改善睡眠。

功效 全身血液循环不佳，会发生内分泌失调的现象，简单的局部刺激便可以促进血液循环。

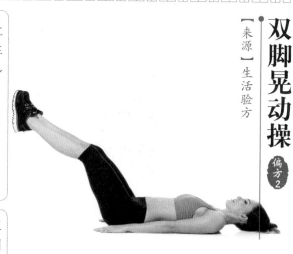

减掉手臂赘肉 小偏方

日常生活中手臂是活动最多的部位，但其运动的方向大多为向前或向侧，由于较少有向后的运动，因而手臂内侧容易造成肌肉松弛、脂肪沉积、缺少弹性，尤其是25岁以上的女性，更能体会到双臂缺少弹力的尴尬。要想减掉手臂赘肉，不妨试一试下面几款运动疗法的小偏方。

手臂操 偏方1

【来源】生活偏方

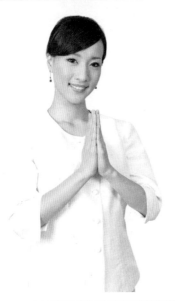

做法 背部挺直站于地面，腹部和腰部都要收紧，肩膀放松。双手合十，然后用力地相推，感觉到臂部的用力以及胸部的膨胀。挺胸收腹，手肘弯曲抬至胸前，左手掌朝下、右手掌朝上，相互扣住并向外牵拉、伸平。

功效 此方法可以紧致手臂肌肉，有利于消除赘肉，达到减肥效果。

拉伸后臂法 偏方2

【来源】生活偏方

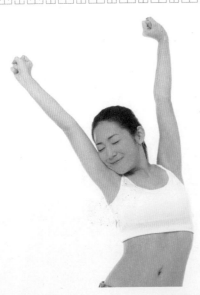

做法 双手握拳，向上伸直双手手臂，再用力向后伸展，直到不能伸展为止。如此动作每天做2组，每组15次。

功效 这是一个拉伸性动作，能收紧手臂松弛的肌肉，但要注意量力而为，要防止拉伤。

做法 准备一支纤体霜，涂在手臂上，然后一只手握住另一只手的手臂，用手指进行按压。

功效 手臂按摩不仅能够起到局部瘦身的效果，而且有利于身体保健。因为通过按摩，可以将手臂上的脂肪和毒素排出体外，从而起到瘦手臂的作用。

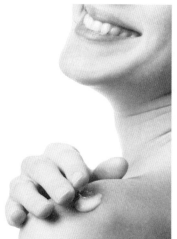

按摩法 【来源】民间偏方 偏方3

做法 用对侧手抓住手臂，用拇指和其他四指以画小圆的方式，由手腕向肩部揉搓肌肉，特别是对臂内侧腋窝邻近的肌肉，用手掌抓紧后揉捏5次左右。内侧、外侧各做5次左右。

功效 这个方法能加速臂部脂肪的燃烧，达到瘦臂效果。

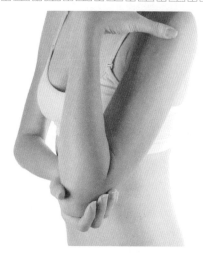
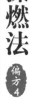

揉燃法 【来源】生活偏方 偏方4

做法 在空杯中装满清水，双脚与肩同宽，举起水杯向前伸直，再向上举，坚持10秒，然后放下换另一只手，再重复此动作20次，坚持一段时间就能看到效果。

功效 本方法可收紧手臂松弛的肌肉，加速臂部脂肪的燃烧，从而起到瘦臂的效果。

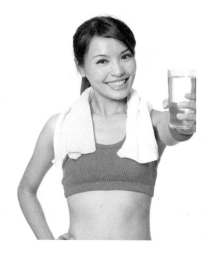

举水杯 【来源】生活偏方 偏方5

五官"美容"小偏方

缓解眼袋 小偏方

眼袋俗称"肿眼泡"。人们在长期的生活和工作中，由于休息不当、劳累过度、睡眠不好，天长日久随着年龄的增长，眼睑慢慢下垂，不由自主地在脸部形成了眼袋。它既是一种衰老的象征，同时也影响美容。下面几款小偏方，可尽快缓解眼袋带来的烦恼。

【来源】民间偏方

红枣枸杞红茶
偏方1

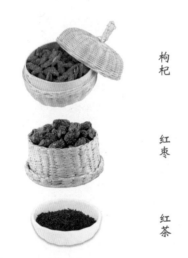

枸杞

红枣

红茶

材料 枸杞、红枣各5克，红茶3克。

做法 将枸杞、红枣分别洗净，与红茶一起放入玻璃杯中，用开水冲泡，加盖闷5~10分钟即可饮用。每日1次。

功效 枸杞含枸杞多糖，红枣含有丰富的维生素C，可缓解眼睛疲劳、水肿的情况，对调理眼袋有益。

【来源】民间偏方

冬瓜薏米排骨汤
偏方2

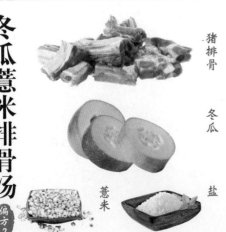

猪排骨

冬瓜

薏米

盐

材料 冬瓜50克，薏米50克，猪排骨150克，盐适量。

做法 猪排骨切段，余水捞出；冬瓜切块；锅中加水、猪排骨，炖2小时，加薏米炖半小时，加冬瓜块炖15分钟，加盐调味，每周食用3~4次。

功效 本方利水消肿，可补充营养、除去眼袋水肿，还可促进全身的新陈代谢。

消除黑眼圈 小偏方

黑眼圈是由于经常熬夜，情绪不稳定，眼部疲劳、衰老，静脉血管的血流速度过于缓慢，眼部皮肤红细胞供氧不足，静脉血管中二氧化碳及代谢废物积累过多，从而形成慢性缺氧，血液较暗并形成滞流而造成眼部色素沉着。下面介绍几款可以快速消除黑眼圈的小偏方供大家选择。

枸杞猪肝汤 偏方1

【来源】民间偏方

材料 猪肝400克，枸杞适量，生姜2片，盐适量。

做法 用猪肝洗净，切片；枸杞洗净，与生姜片一起放入锅中，加入清水，大火煲半小时，转中火煲45分钟，再放入猪肝片，待猪肝片熟透，加盐调味即可。早晚各1次。

功效 本方补虚益精、清热祛风、益血明目，可预防肝肾亏虚所引起的黑眼圈。

猪肝
生姜
枸杞　盐

土豆片敷眼睛 偏方2

【来源】民间偏方

材料 土豆适量。

做法 将土豆洗净，去皮，切成薄片。敷在眼睛上，5分钟后取下，用清水洗去眼部残留液即可。

土豆

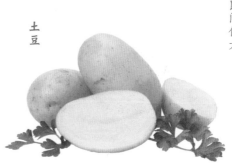

功效 本方适合夜晚敷，有助于消除眼睛疲劳。土豆具有保护眼睛的功效，可延缓衰老。

缓解眼部皱纹 小偏方

眼部皱纹是指眼部皮肤受到外界环境影响，形成游离自由基，自由基破坏正常细胞膜组织内的胶原蛋白、活性物质，氧化细胞而形成的小细纹、皱纹。如何消除眼部皱纹是很多爱美女性都比较头痛的一件事情，下面介绍几款可缓解眼部皱纹的小偏方，爱美的女性不妨试一试。

银耳枸杞汤 偏方1

【来源】民间偏方

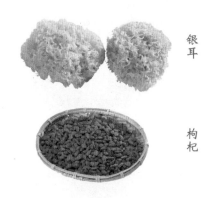

银耳

枸杞

蜂蜜

材料 银耳15克，枸杞25克，蜂蜜适量。

做法 将银耳泡发，去蒂撕成小朵；枸杞洗净与银耳放入锅中，加水，小火煎成浓汁，再加入蜂蜜续煮5分钟即可服用。隔日1次，温开水兑服。

功效 本方有滋阴补肾、益气和血、滋润肌肤的功效，对减少眼部细纹也有一定的作用。

枸杞方 偏方2

【来源】民间偏方

枸杞

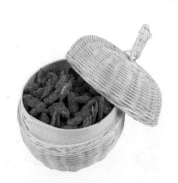

材料 枸杞适量。

做法 取枸杞洗净，放入杯中，倒入适量热开水冲泡，或直接取适量枸杞咀嚼食用，效果更好。代茶饮用，每天坚持。

功效 枸杞中的维生素等营养成分含量丰富，具有抗氧化功能，可延缓衰老。

清新口气 小偏方

　　我们的口腔内有大量的专门食用食物残渣和坏死组织内蛋白质的细菌。这些细菌会分解出难闻的气体，其中最难闻的气体是硫化氢和甲基硫醇。口腔内的细菌在缺乏空气时大量繁殖，当唾液中的氧气增多时就会阻碍它的繁殖。下面介绍几款清新口气的小偏方，口臭的人不妨试一试。

薄荷粥 【来源】民间偏方 偏方1

材料 薄荷叶适量，粳米50克。

做法 取薄荷叶洗净，放入锅中，加水大火煮沸后改小火煮，取汁待用；将粳米洗净，加适量水，以大火煮熟后倒入薄荷汁，煮至成粥即可。每日1次。

功效 本方具有"通关节，利咽喉，令人口气清香"的功效，能很好地缓解肠胃积食引起的口臭。

粳米

薄荷叶

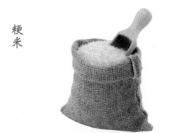

老丝瓜汤 【来源】民间偏方 偏方2

材料 老丝瓜1条，盐少许。

做法 将老丝瓜洗净，连皮切段后放入锅中，加入适量清水，大火煮沸后小火煮半小时，放入少许盐再煮半小时即成。每天喝2次。

功效 《陆川本草》中对于丝瓜是这样记载的："生津止渴，解暑除烦"。可消除口腔异味。

丝瓜

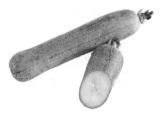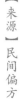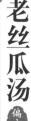

盐

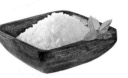

明目 小偏方

　　眼睛是心灵的窗户，明亮的眼睛能让人显得朝气蓬勃、分外精神。要想保护眼睛，让眼睛明亮起来，除了平常注意用眼适度外，让眼睛休息、放松一下，这样才有助于眼睛的健康，还要注意饮食，多吃一些明目的东西。下面介绍几款明目的小偏方，您不妨试一试。

猪骨煲海带 偏方1

【来源】民间偏方

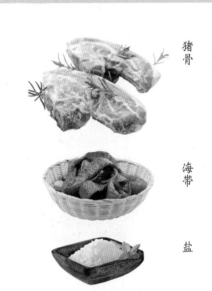

猪骨

海带

盐

材料 猪骨500克，海带200克，盐适量。

做法 海带洗净；猪骨剁成块，与海带一起下锅，加入适量清水大火煮，待熟后加入适量盐调味即可。佐餐食用。

功效 猪骨的钙磷比例合理；海带含钙和丰富的碘，碘对人的大脑发育有益，常食对眼睛有保护作用。

决明子鸡肝苋菜汤 偏方2

【来源】民间偏方

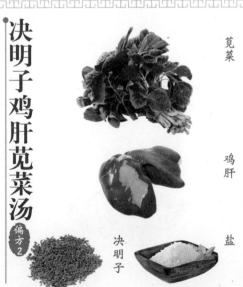

苋菜

鸡肝

决明子

盐

材料 苋菜250克，鸡肝2副，决明子15克，盐4克。

做法 苋菜洗净，沥干；鸡肝洗净，切片，氽水后捞出；决明子装入棉布袋内扎紧，放锅中煮后取汁；往药汁中加入苋菜，煮沸后放入鸡肝片，再煮开后加盐调味即可。每周食用3~5次。

功效 苋菜清热解毒，鸡肝补肝明目，决明子清肝明目，三者结合能缓解眼部疲劳，让眼睛更有神采。

瘦脸 小偏方

越来越多的女性开始追求"小脸"，瘦脸自然成了一项美容必修课。在瘦脸的同时，当然也不能有"双下巴"，不然会影响外在的美观，时间久了，还会在下巴处堆积出脂肪纹路。脂肪好减，纹路却难消。下面介绍几款可以瘦脸的小偏方，想要瘦脸的您可以试一试。

绿豆粉牛奶面膜 偏方1

【来源】民间偏方

材料 绿豆粉30克，牛奶适量。

做法 将绿豆粉、牛奶倒入面膜碗中，调和均匀。温水清洁面部后，将调好的绿豆粉面膜涂在脸上，避开眼部、唇部四周的肌肤，静敷约15分钟后，清洗干净即可。

功效 本方能清洁肌肤毛孔中的油污，可促进面部肌肤的血液循环，从而帮助瘦脸紧肤。

绿豆

牛奶

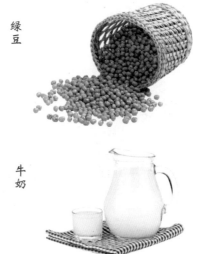

大笑瘦脸操 偏方2

【来源】民间偏方

做法 双腿并拢屈膝坐在椅子上，低下头并闭目，上身向前收缩并弯腰，手肘向下弯曲，手臂收在身前，握拳放于头前，一边慢慢呼气并保持姿势3秒。然后上臂保持手肘弯曲，向两侧张开平举，手掌打开，令胸廓完全外扩，肩胛骨后仰，同时抬头，张大嘴巴大口吸气，保持3秒。

功效 大笑能带动脸上肌肉运动，使其能够更加紧致，从而起到瘦脸的功效。

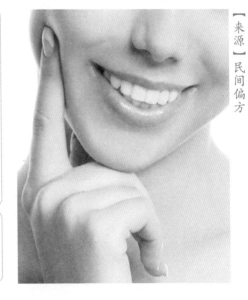

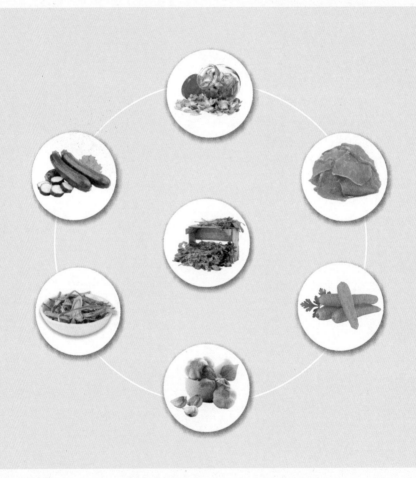

第四章

各种对『症』调理小偏方

「身体是革命的本钱」，每个人都想拥有健康强壮的好身体。生病不可怕，可怕的是不注意预防疾病。在日常生活中，很多疾病的发生往往是出其不意的，即是你还没搞清楚状况，就突然『惹』上了！因此，为了你和家人的健康，不妨备道『小偏方』。本章针对亚健康、慢性病、常见病以及儿童、女性、男性及老年人等几类人群的常见病，分析其病因及症状，并精选了对症的调理偏方供患者选择，希望能使人们从中受益，远离疾病。

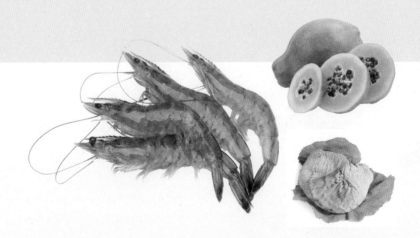

亚健康预防调理小偏方

调理慢性疲劳 小偏方

　　慢性疲劳综合征，是一种无法通过充分休息得以缓解、持续或反复出现的疲劳，同时伴有低热、头痛、肌肉关节痛、失眠和多种精神症状的综合征。由于细胞数目减少，细胞内出现脂褐素等异样的物质沉积，最终可出现细胞凋亡或坏死。

【来源】民间验方

核桃仁红枣粥 偏方1

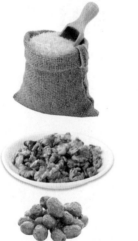

粳米

核桃仁　红枣

材料 核桃仁50克，红枣10枚，粳米80克。

做法 将核桃仁、红枣、粳米洗净，一同放入锅内，加水适量，共煮成粥。佐餐食用。

功效 核桃仁可滋补肝肾；红枣能益气生津；粳米能健脾开胃，适用于调理慢性疲劳综合征。

【来源】民间验方

鲜藕地黄膏 偏方2

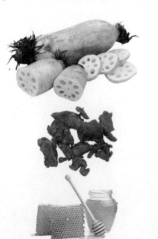

鲜藕

生地黄

蜂蜜

材料 鲜藕1000克，生地黄250克，蜂蜜适量。

做法 鲜藕与生地黄同入锅中加水煎煮，每20分钟取煎液一次，合并3次煎液，熬至稠黏后加蜂蜜。每日饭后服用。

功效 莲藕能补五脏之虚；生地黄能滋阴养血；蜂蜜能益气润燥。此膏能调理慢性疲劳综合征。

鳗鱼山药粥 偏方3

【来源】民间验方

材料 鳗鱼1条，山药、粳米各50克，料酒、姜、葱、盐各适量。

做法 将鳗鱼洗干净，切片放碗中，加入料酒、姜、葱、盐腌制入味，与山药、粳米共煮成粥即可。佐餐食用，每天1次。

功效 鳗鱼能补虚壮阳，粳米能生津除烦，浮在锅面的浓稠液体有补虚损的功效。适于疲劳虚损。

鳗鱼

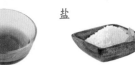

山药 粳米

料酒 盐

核桃仁芝麻茶 偏方4

【来源】民间验方

材料 核桃仁粉10克，黑芝麻粉10克，黑糖3克。

做法 将核桃仁粉及黑芝麻粉加热水250毫升，调均匀，加入黑糖调味即可。上午、下午各冲泡1杯。

功效 核桃仁、黑芝麻可滋补肝肾，黑糖能补中益气。此饮适合起床后感到晕眩的患者。

核桃仁

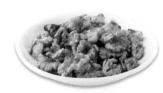

黑芝麻

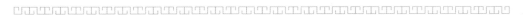

泥鳅河虾 偏方5

【来源】民间验方

材料 泥鳅5条，河虾30克，米酒100毫升。

做法 将泥鳅、河虾处理干净，放入锅中，加100毫升米酒及适量水共煮熟。睡前半小时食用。

功效 泥鳅能补中益气；河虾可养血固精；米酒能提神解乏。对肾虚引起的阳痿有明显效果。

泥鳅

河虾

米酒

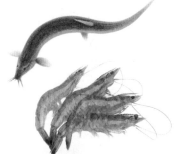

调理精神抑郁 小偏方

精神抑郁症是一类精神容易兴奋和脑力容易疲乏、常有情绪烦恼和心理生理症状的神经症性障碍。在医院接受治疗的抑郁症患者中有25%是精神抑郁症患者。除了一般抑郁症的症状外，精神抑郁症还有自己的特点，如幻觉和错觉。

莲子白果炒鸡蛋 偏方1

【来源】民间验方

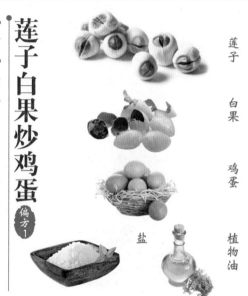

莲子

白果

鸡蛋

盐　植物油

材料 莲子、白果、鸡蛋、盐、味精、植物油各适量。

做法 莲子、白果去心，烘干，研成细粉；鸡蛋打入碗中。将莲子、白果粉同放入鸡蛋碗中，加入盐、味精搅匀。用油起锅，烧至六成热时下入鸡蛋，两面煎成金黄色时即成。每日1次，佐餐食用。

功效 本品具有养心安神的功效，适合抑郁症患者食用。

珍珠烧萝卜 偏方2

【来源】民间验方

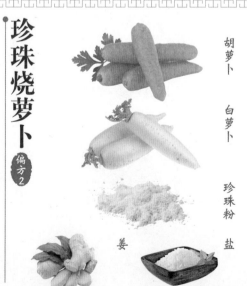

胡萝卜

白萝卜

珍珠粉

姜　盐

材料 珍珠粉、白萝卜、胡萝卜、姜、料酒、葱、盐、味精、植物油各适量。

做法 白萝卜、胡萝卜去皮，切块；姜切片；葱切段。用油起锅，下姜、葱爆香，随即下入胡萝卜、白萝卜、水溶珍珠粉、料酒、水煮熟，加盐、味精调味即成。每日1次，佐餐食用。

功效 本品具有镇心安神、消积化食的功效。

百合炒莴笋

【来源】民间验方

偏方3

材料 鲜百合、莴笋、红椒、姜、料酒、葱、盐、味精、植物油各适量。

做法 将百合用水浸泡3小时；莴笋、姜、葱、红椒分别切好。用油起锅，下姜、葱，随即加入莴笋、百合、红椒炒熟，加料酒、盐、味精即成。每日1次，佐餐食用。

功效 本品具有清心安神的功效。

百合

莴笋

红椒

料酒

柏子仁核桃仁炒豇豆

【来源】民间验方

偏方4

材料 柏子、核桃仁、豇豆、姜、葱、盐、味精、植物油各适量。

做法 核桃仁炸香；柏子研成细粉；豇豆切段。用油起锅，下姜、葱，下豇豆、柏子、核桃仁、盐、味精即成。佐餐食用。

功效 本品具有补中益气、宁心安神的作用。

豇豆

柏子

核桃仁

葱

陈皮玫瑰花茶

【来源】民间验方

偏方5

材料 陈皮10克，玫瑰花3克，干柠檬1片。

做法 将陈皮、玫瑰花、干柠檬片洗净，放入杯中用开水冲泡后饮用。每日数次均可。

功效 陈皮、玫瑰花疏肝理气，柠檬能生津、化痰止咳。本品能除烦解忧，令人心旷神怡。

陈皮

玫瑰花

干柠檬

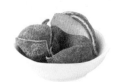
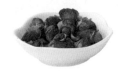
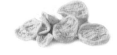
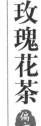

调理食欲不振 小偏方

食欲不振是指进食的欲望降低。通常是由于过度的体力劳动或脑力劳动、饥饱不均、情绪紧张、暴饮暴食、酗酒吸烟、吃生冷食物等因素所致。如果睡前饱食或晚餐过饱，必然使胃肠负担加重，胃液分泌紊乱，易出现食欲下降。另外，还可导致肥胖、睡眠不实、结石、糖尿病等。

山药苹果丁 偏方1

【来源】民间偏方

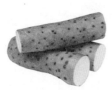
山药

苹果

红糖

材料 新鲜山药100克，苹果1个，红糖适量。

做法 将苹果洗净，削去皮，切丁；山药去皮，洗净，切丁。将苹果丁、山药丁放碗中，加适量红糖，加盖，置锅中隔水炖熟即可。每日2次。

功效 苹果能润肺开胃；山药含有黏液质等。此方能补脾开胃，适用于脾胃不和、食欲不佳。

麦芽山楂饮 偏方2

【来源】民间验方

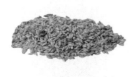
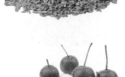
麦芽

山楂

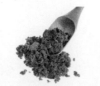
红糖

材料 炒麦芽10克，炒山楂片3克，红糖适量。

做法 做法：取炒麦芽、炒山楂一起放入锅中，加入适量清水共煮15分钟，去渣留汁，最后加入红糖调味即可。饭前、饭后均可饮用，每日2次。

功效 炒麦芽可行气消食；山楂消食开胃。适用于因过多食用荤菜所致的食积腹胀。

萝卜酸梅汤 _{偏方3}

【来源】民间验方

白萝卜

乌梅

盐

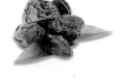

材料 鲜白萝卜250克，乌梅2枚，盐少许。

做法 将白萝卜洗净，切片，加清水3碗同乌梅共煮，煮至1碗半的量，加盐调味即可。每日2次。

功效 白萝卜能促进新陈代谢；乌梅能增进食欲。此方能化积滞。适用于饭后胃灼热、气逆等症。

木瓜菠菜面 _{偏方4}

【来源】民间验方

木瓜

菠菜

盐　　味精

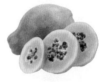

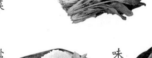

材料 菠菜、鲜木瓜各30克，盐1.5克，味精适量。

做法 菠菜放入沸水锅中焯水，切成菠菜茸。锅中倒入清水煮开，加入菠菜、木瓜、盐、味精调味即成。佐餐食用。

功效 菠菜能促进肠道蠕动；木瓜能消暑解渴。此方能清热解暑。适用于饮食不佳、食欲缺乏。

山药白萝卜饼 _{偏方5}

【来源】民间验方

猪瘦肉

山药

白萝卜　　面粉

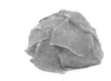
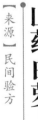
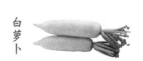

材料 山药、猪瘦肉、白萝卜、面粉、姜、葱、盐、植物油各适量。

做法 将食材处理好，放碗中加山药、白萝卜、猪瘦肉、姜、葱、盐调成白萝卜馅。将面粉加水，制成夹心小饼，放入油锅内，烙熟。每次吃饼100克。

功效 白萝卜能增强食欲；山药能补虚助消化。

调理免疫力低下 小偏方

免疫力是人体自身的防御机制，是人体识别和消灭外来侵入的任何异物（病毒、细菌等），处理衰老、损伤、死亡、变性的自身细胞以及识别和处理体内突变细胞和病毒感染细胞的能力。免疫力低下的身体易于被感染或患癌症。

莲子猪肚汤 偏方1

【来源】民间偏方

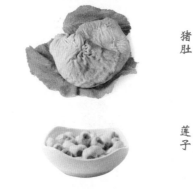

猪肚

莲子

姜　香油　盐

材料 猪肚1个，莲子（去心）40粒，香油、姜、葱、盐、蒜少许。

做法 猪肚清洗干净后和姜片一起入水锅里煮，捞出，过下凉水，将猪肚切长条。锅里加水，倒入洗净的莲子、猪肚条，加入香油、姜、葱、盐、蒜煮熟即可。佐餐食用。

功效 猪肚能补虚损；莲子能补脾益肾。此方具有健脾胃的功效，用于免疫力低下、易感冒等症。

香菜汤 偏方2

【来源】民间验方

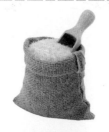

粳米

香菜

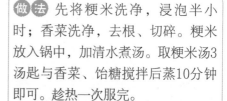

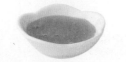

饴糖

材料 香菜30克，饴糖30克，粳米100克。

做法 先将粳米洗净，浸泡半小时；香菜洗净，去根、切碎。粳米放入锅中，加清水煮汤。取粳米汤3汤匙与香菜、饴糖搅拌后蒸10分钟即可。趁热一次服完。

功效 香菜有发汗透疹功效；饴糖有补中缓急功效，此方适宜于免疫力低下患者服用。

黄芪粥 偏方3

【来源】民间验方

粳米

黄芪

红糖

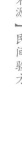

材料 黄芪10克，粳米50克，红糖少许。

做法 黄芪洗净，放进砂锅，注入清水煮20分钟，去渣留汁，倒入粳米煮成粥，加红糖调味即可。可作早餐每天食用。

功效 具有补益元气的作用。适用于脾胃虚弱所致的气虚乏力、精力不佳、易感冒和过敏等症。

黑豆核桃粉 偏方4

【来源】民间验方

黑豆

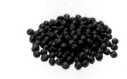

核桃仁

牛奶　蜂蜜

材料 黑豆500，核桃仁500克，牛奶1杯，蜂蜜适量。

做法 将黑豆炒熟，磨成粉；核桃仁炒去衣。取以上两种食品各1匙，冲入1杯热牛奶，加入蜂蜜拌匀，作早餐服用。

功效 核桃仁可滋补肝肾；黑豆能活血解毒。此方用于阳虚体弱所致的自汗、免疫力低下。

乳鸽肉桂汤 偏方5

【来源】民间验方

乳鸽

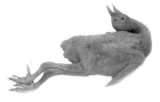

肉桂

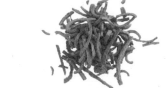

材料 乳鸽1只，肉桂3克。

做法 乳鸽处理干净，切块，与肉桂一起放入炖盅，加入适量清水，盖紧盖，隔水炖至熟烂。饮汤吃肉，隔天或数日1剂。

功效 引火归元。适用于阳气不足、气短懒言、夜尿频多、自汗畏寒、天气转凉易感冒者。

调理失眠 小偏方

失眠是指各种原因引起的入睡困难、睡眠深度或频度过短、早醒及睡眠时间不足或质量差等，晚餐过饱、睡前饮茶和咖啡等不良生活习惯也会造成失眠。失眠是一种常见病，往往会给患者带来极大的痛苦和心理负担。

安神汤 偏方1

【来源】民间偏方

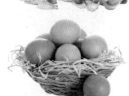
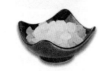

百合

鸡蛋

冰糖

材料 百合15克，鸡蛋1个，冰糖少许。

做法 先将百合蒸熟，鸡蛋破壳取蛋黄，加入百合中，兑入200毫升水搅匀，加入少许冰糖，煮沸后再加50毫升的凉开水搅匀即可。睡前1小时饮用。

功效 百合滋阴润肺；鸡蛋黄补血。本品能滋阴润肺，适用于阴虚失眠、惊悸等病症。

百合糯米粥 偏方2

【来源】民间验方

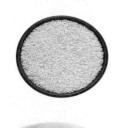
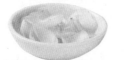
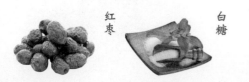

糯米

百合

红枣

白糖

材料 糯米100克，鲜百合30克，红枣20克，白糖适量。

做法 百合、糯米淘净，红枣入锅后加清水煮半小时，待红枣涨发后，加入清水、糯米、百合，煮至红枣、百合酥烂，米汤黏稠，加白糖搅和即成。每日2次，早晚温热服食。

功效 本品具有补中益气、健胃养脾、安神等功效。经常食用能改善胃痛心烦、不眠等症。

桂圆莲子汤 【偏方3】

【来源】民间验方

桂圆

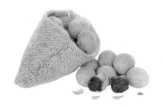

莲子

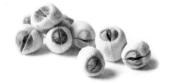

材料 桂圆100克，莲子100克。

做法 桂圆、莲子洗净，一起放入炖盅，加入适量清水，盖紧盖，炖至熟烂即可。隔天1剂，喝汤吃桂圆、莲子。

功效 本品具有养心、宁神、健脾、补肾的功效，最适合中老年人、长期失眠者服用。

白芍鸡肝方 【偏方4】

【来源】民间验方

白芍

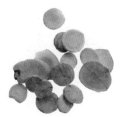

鸡肝

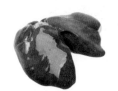

材料 白芍60克，鸡肝1具。

做法 白芍洗净，加清水煎煮，待药液充分煎出后，去白芍，入鸡肝再煎，至汤基本煎完，捣碎即可。每日3次。

功效 白芍可缓急止痛；鸡肝能补血养肝。本品有养肝明目的作用，适用于眼睛刺痛。

花生叶方 【偏方5】

【来源】民间偏方

鲜花生叶

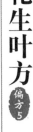

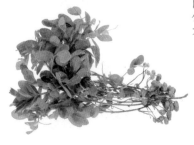

材料 鲜花生叶40克（干叶30克）。

做法 花生叶清洗干净，加适量清水煎煮，制成200毫升煎剂。早晚2次分服，连服7剂。

功效 花生叶有昼开夜闭的特性，常服本方有镇静安神的作用，用于头胀痛、心悸健忘。

调理健忘 小偏方

健忘主要表现为记忆力差、遇事易忘。中医认为，此证多因心脾亏损，年老精气虚损，或瘀痰阻痹等所致。常并发于神劳、脑萎、头部内伤、中毒等脑系为主的疾病。健忘可是不容忽视的，因为健忘就意味着大脑的衰老。

核桃仁红枣方 偏方1

【来源】民间验方

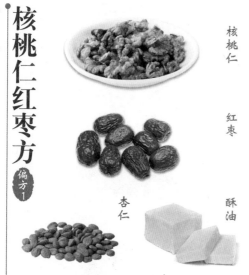

核桃仁

红枣

杏仁

酥油

材料 核桃仁、红枣、杏仁、酥油、白蜜、白酒各适量。

做法 将白蜜、酥油溶化，倒入白酒和匀，将其余3味药研碎后放入酒内，密封。浸21天后即可饮用。每次服15毫升，每日两次。

功效 本品能增强记忆力，尤其适用于中老年人体虚引起的头晕耳鸣、健忘失眠等病症。

黄豆沙丁鱼方 偏方2

【来源】民间验方

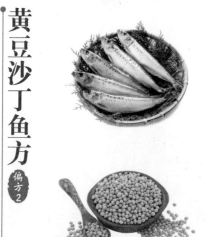

沙丁鱼

黄豆

材料 黄豆50克，沙丁鱼200克。

做法 沙丁鱼处理干净，切小块；黄豆洗净，一起放入加有适量清水的砂锅中，炖至熟烂即可食用。佐餐食用，隔天1次。

功效 大豆中所含的谷酰胺和沙丁鱼中的牛黄素是大脑必需的蛋白质。

枸杞酒 偏方3

【来源】民间验方

白酒

枸杞

材料 枸杞60克，白酒500毫升。

做法 将枸杞浸入白酒内封存，浸7天后即可饮用。每晚服用15毫升。

功效 本品具有滋肾补精、养肝填髓的功效，能够健脑益智，增强记忆力，改善失眠健忘等症。

桂圆冰糖茶 偏方4

【来源】民间验方

桂圆

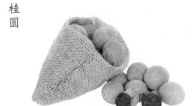

冰糖

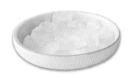

材料 桂圆25克，冰糖10克。

做法 桂圆洗净，同冰糖放入茶杯中，冲入沸水，加盖闷5分钟即可饮用。每日1剂，随冲随饮。

功效 此药茶具有补益心脾、安神益智的功效，可治精神不振、失眠多梦、心悸健忘。

阿胶鸡蛋方 偏方5

【来源】民间验方

阿胶

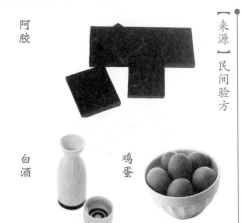

白酒

鸡蛋

材料 阿胶10克，白酒10～15毫升，鸡蛋1个。

做法 阿胶打碎，放入容器内，加入白酒，蒸至阿胶全部溶化后取出，乘热打入1个鸡蛋搅匀，再蒸至蛋熟即可。每日2次。

功效 本品能补益心肾，适合失眠健忘患者食用。

调理肥胖 小偏方

　　肥胖症是一种由多种因素引起的慢性代谢性疾病，以体内脂肪细胞的体积和细胞数增加致体脂占体重的百分比异常增高并在某些局部过多沉积脂肪为特点，由于脏腑功能失调，肝郁气滞，脾虚失运，肾虚气化失职，内伤久病，痰浊内生。或外受湿邪，使痰湿蓄积体内而肥胖。

海米炒豆芽 偏方1

【来源】民间验方

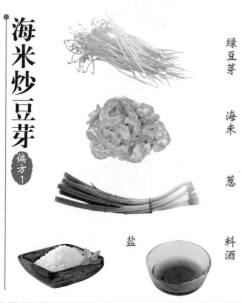

绿豆芽

海米

葱

盐　　料酒

材料 绿豆芽、海米、葱丝、姜丝、盐、味精、料酒、花生油、花椒粒各适量。

做法 绿豆芽掐去豆瓣和根须，洗净后沥水；海米用料酒浸泡。炒锅内加花生油，烧至四成热时加入葱丝、姜丝、花椒粒、海米略炒，放入豆芽、料酒、味精、盐翻炒成熟即可。佐餐食用。

功效 本品具有清热消渴，减肥健美的功效。

红豆玉米须汤 偏方2

【来源】民间验方

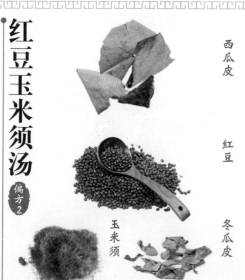

西瓜皮

红豆

玉米须　　冬瓜皮

材料 红豆50克，冬瓜皮30克，西瓜皮90克，玉米须6克。

做法 把冬瓜皮、西瓜皮分别切块，玉米须切段；把所有食材都放入锅中，加水，煮20分钟，取汁，加清水再煮一次，两次的药汁兑在一起即可。早晚2次分服。

功效 本品具有利尿减肥、健脾清热等功效，适用于水肿型肥胖者。

荷叶山楂茶 偏方3

【来源】民间验方

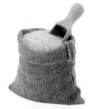

荷叶

山楂

薏米　陈皮

（材料）荷叶、山楂、薏米、陈皮、金橘、冰糖各适量。

（做法）把荷叶、山楂、薏米、陈皮磨成碎末，用纱布包好，加入压碎的金橘，焖约20分钟后，可加冰糖。代茶饮用。

（功效）本品具有降脂化湿、理气行水、减肥轻身的功效，适用于单纯性肥胖者。

薏米赤小豆粥 偏方4

【来源】民间验方

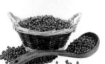

粳米

赤小豆

薏米

（材料）赤小豆、薏米各15克，粳米100克。

（做法）赤小豆、薏米清洗干净，用适量冷水浸泡半日，同淘洗干净的粳米一起煮粥即可。早晚餐温热服食。

（功效）此粥具有利水消肿的功效。适用于水肿型肥胖之手脚无力、眼睛水肿等。

决明子山楂粥 偏方5

【来源】民间验方

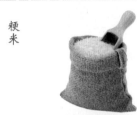

粳米

山楂

决明子　砂糖

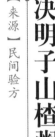

（材料）决明子15~30克，山楂30~40克，粳米100克，砂糖适量。

（做法）先将决明子、山楂洗净，放入砂锅煎取浓汁，去渣，加入粳米、砂糖煮成粥即可。两餐间当点心服食。

（功效）本品具有化食消积，降脂减肥的功效。适用于食积不化，水谷不运所致的全身性肥胖。

调理痰多 小偏方

痰是指肺及支气管等鼻腔以下的呼吸道黏膜所分泌、用来把异物排出体外的黏液。痰的产生主要与肺、脾两脏有关。肺主呼吸，调节宗气(元气)的出入和升降。痰过多的话就应该引起重视了，并要采取相应措施。

蜂蜜鸭梨羹 偏方1

【来源】民间验方

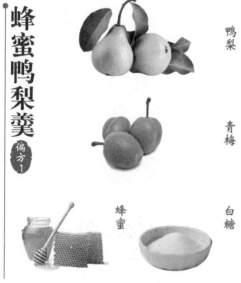

鸭梨

青梅

蜂蜜　白糖

材料 鸭梨、青梅、樱桃脯、蜂蜜、白糖、花生油各适量。

做法 鸭梨去皮、核，切小块；青梅切丁，樱桃脯切末。用花生油起锅，将白糖熬成黄色，加水、蜂蜜煮熟，撒上青梅丁和樱桃脯末，将锅中的糖汁倒在梨块上即可食用。

功效 本品可泻热化痰、养阴润燥。适用于肺热咳嗽、痰多，或干咳、咯血、咽干、咽痒。

金橘茶 偏方2

【来源】民间验方

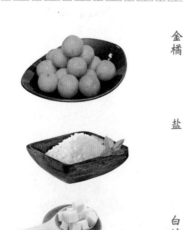

金橘

盐

白糖

材料 金橘500克，盐100克，白糖适量。

做法 金橘晾至皮软。准备玻璃瓶，在瓶底撒盐，码金橘，再撒点盐，码一层金橘，晃动瓶子，拌匀，最后在瓶口覆盖一层保鲜膜。洗去表面盐粒，捣烂，加适量白糖，用开水泡饮。

功效 金橘具有理气、醒酒等功效，可治食滞胃呆等症。能防治脑血管疾病。

柚子蜂蜜 偏方3

【来源】民间验方

柚子

白酒

蜂蜜

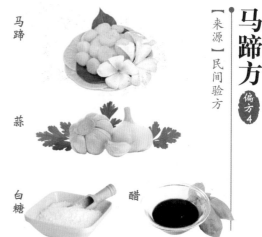

材料 柚子1个，白酒10毫升，蜂蜜适量。

做法 柚子去皮取肉，切成片放入白酒中浸泡1天，取出，放入锅中，用小火煮烂，拌蜂蜜即成。不定时含咽。

功效 柚子具有理气化痰的功效，针对咳嗽、痰多、气喘的患者有一定的辅助治疗作用。

马蹄方 偏方4

【来源】民间验方

马蹄

蒜

白糖

醋

材料 新鲜马蹄150克，大蒜3瓣，盐、白糖、醋、香油各适量。

做法 马蹄切薄片，在淡盐水中浸泡，大蒜剁细末后加入，锅置火上，放白糖、醋、香油。每天1次。

功效 马蹄味甘、性寒，具有清热生津、利湿化痰的功效，适用于发热口渴、咳嗽痰多等病症。

猪肺萝卜汤 偏方5

【来源】民间验方

猪肺

白萝卜

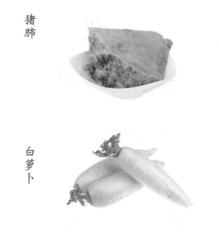

材料 鲜猪肺、鲜白萝卜各500克，调料适量。

做法 猪肺、萝卜切片。将猪肺片、萝卜片一起放入锅中，加水，撇去浮沫，煮至肺片熟烂。佐餐食用，每日1剂。

功效 此汤具有补肺化痰、降气平喘的功效。适用于平时痰多、身体较弱的哮喘患者。

慢性病预防调理小偏方

调理高血压 小偏方

高血压是最常见的慢性病，也是心脑血管病最主要的危险因素，脑卒中、心肌梗死、心力衰竭及慢性肾脏病是其主要的并发症。所有高血压患者自始至终都要坚持健康的生活方式，主要包括合理饮食、控制体重、戒烟限酒、适度运动、心理平衡。

海蜇皮马蹄汤 偏方1

【来源】民间验方

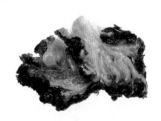

海蜇皮

马蹄

材料 海蜇皮50克，马蹄100克。

做法 海蜇皮洗净，马蹄去皮切片，一起放入锅中，加入适量清水，炖至熟透即可。吃海蜇皮、马蹄，喝汤，每日2次。

功效 此汤可清热化痰、滋阴润肺。适用于阴虚阳亢型高血压患者。

海带薏米汤 偏方2

【来源】民间验方

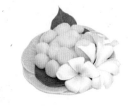

海带

薏米

鸡蛋

胡椒粉

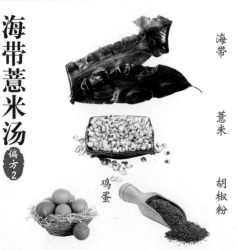

材料 海带、薏米、鸡蛋、盐、食用油、味精、胡椒粉各适量。

做法 海带切条，薏米洗净，加水煮熟。锅置火上，放食用油，鸡蛋炒热，加入煮好的汤、盐、胡椒粉、味精，佐餐食用。

功效 此汤有强心、利尿、活血、软坚的作用。适于高血压、冠心病及风湿性心脏病患者食用。

食醋冰糖方

【来源】民间验方

偏方3

材料 食醋100毫升，冰糖500克。

做法 将冰糖放入食醋中溶化。每次服10毫升，每日3次，饭后服用。

功效 本品具有去瘀生新、补中益气、清热下火的功效。适用于高血压偏阴虚和血脉瘀滞者。

食醋

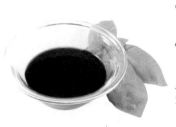

冰糖

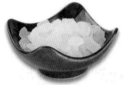

西芹百合方

【来源】民间验方

偏方4

材料 西芹250克，百合100克，盐3克，香油少许。

做法 西芹洗净切块；百合洗净，氽水至熟，捞出后沥干水分，装盘；加入香油和盐搅拌均匀即可食用。

功效 芹菜能平肝降压，百合养心安神。此方安全有效，不但可以降血压，还能健脾养胃。

西芹

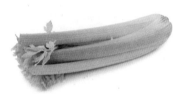

百合

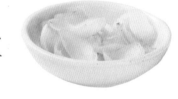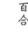

芹菜粳米粥

【来源】《本草纲目》

偏方5

材料 芹菜60克，粳米50～100克。

做法 将芹菜洗净，切碎，与粳米同入砂锅内，加适量水，同煮为菜粥即可。每天早晚餐温食。

功效 本品可固肾利尿、清热平肝。适合高血压、糖尿病患者长期食用。

芹菜

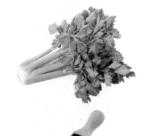

粳米

调理糖尿病 小偏方

糖尿病是以高血糖为特征的代谢性疾病。高血糖则是由于胰岛素分泌缺陷或其生物作用受损，或两者兼有引起。糖尿病是因血中胰岛素绝对或相对不足，导致血糖过高，出现糖尿，进而引起脂肪和蛋白质代谢紊乱而引发的。

蚌肉苦瓜汤 偏方1

【来源】民间验方

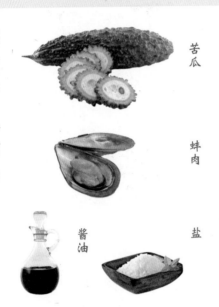

苦瓜

蚌肉

酱油

盐

材料 苦瓜250克，蚌肉100克，酱油、盐各适量。

做法 将活蚌放在清水中养两天，洗净后取蚌肉，苦瓜去瓤，洗净后切片，两者共煮汤，熟后加适量酱油、盐调味即可。佐餐食用。

功效 苦瓜能清热除烦；蚌肉能清热滋阴。可清热滋阴，适用于糖尿病之偏于胃阴虚有热者。

枸杞炖兔肉 偏方2

【来源】民间验方

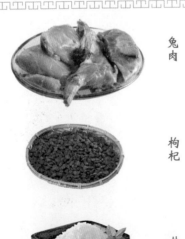

兔肉

枸杞

盐

材料 枸杞15克，兔肉250克，盐适量。

做法 兔肉洗净切块，枸杞洗净，二者置于锅内，加水适量，文火炖熟后加盐调味即可食用。佐餐食用，饮汤吃兔肉。

功效 枸杞具有降血糖的作用，兔肉能补中益气，本品适用于糖尿病之偏于肝肾不足者。

【来源】民间验方

龙井茶方 偏方3

龙井茶

山楂

陈皮

材料 龙井茶10克，山楂10克，陈皮5克。

做法 将龙井茶、山楂、陈皮冲洗干净，放入容器中，加200毫升矿泉水(冷)浸泡4个小时以上。

功效 此茶能降胆固醇，可用于糖尿病治疗。适合动脉硬化、高血压以及糖尿病患者。

【来源】民间验方

清蒸绿茶鲫鱼 偏方4

鲫鱼

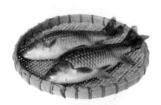

绿茶

材料 鲫鱼500克，绿茶6克。

做法 将鲫鱼去鳃、内脏，留下鱼鳞，将绿茶装入鱼腹内，放在盘中，上蒸锅清蒸熟透即可。每日1次，淡食鱼肉。

功效 本品具有补虚、止消渴的作用，适用于糖尿病口渴且多饮不止以及热病伤阴的患者。

【来源】民间验方

西瓜子粳米粥 偏方5

西瓜子

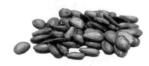

粳米

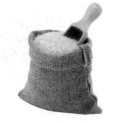

材料 西瓜子50克，粳米30克。

做法 西瓜子洗净，和水捣烂，再置火上煎煮20分钟，水煎液去渣取汁，加入洗净的粳米煮成粥即成。早晚温服。

功效 西瓜子有清肺润肠、和中止渴的功效，本品适用于糖尿病肺热津伤证。

调理血脂异常 小偏方

　　血脂异常通常指血浆中的胆固醇和(或)TG升高。实际上血脂异常也泛指包括低高密度脂蛋白胆固醇血症在内的各种血脂异常。血脂高会导致动脉粥样硬化，从而诱发心脑血管疾病。

猪肉炒山楂 偏方1

【来源】《食疗百病》

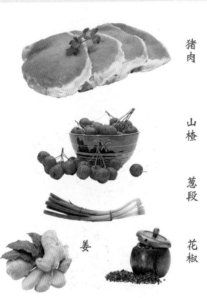

猪肉

山楂

葱段

姜　　花椒

材料 猪肉、山楂、姜末、葱末、料酒、酱油、花椒、植物油、白糖各适量。

做法 山楂去核；猪肉去皮，切片，用酱油、料酒、葱末、姜末、花椒腌1小时。用油起锅，放入肉片炒成微黄时捞出，沥去油，把山楂、肉片、白糖炒匀，用文火收干汤汁即可。佐餐食用。

功效 本品具有健胃消食的功效，适宜高脂血症患者食用。

醋泡花生 偏方2

【来源】民间验方

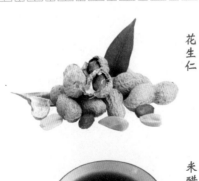

花生仁

米醋

材料 花生仁、米醋各适量。

做法 用米醋浸泡优质花生仁，米醋的用量以恰能浸透花生仁为度，浸泡1周后即可食用。每日早晚各食用1次，每次10~15粒。

功效 花生油中含有亚油酸，米醋能软化血管，可治疗高脂血症、冠心病。

调理脂肪肝 小偏方

脂肪肝是指由于各种原因引起的肝细胞内脂肪堆积过多的病变。脂肪性肝病正严重威胁国人的健康，成为仅次于病毒性肝炎的第二大肝病，已被公认为隐蔽性肝硬化的常见原因。

芹菜黄豆汤 偏方1

【来源】民间验方

材料 鲜芹菜100克，黄豆20克。

做法 芹菜洗净切成片；黄豆洗净，先用水泡胀，锅中加适量清水，放入黄豆与芹菜同煮熟即可。吃菜喝汤，一日1次，连服3个月。

功效 本品具有平肝清热的功效，对预防高血压、动脉硬化、脂肪肝等病都十分有益。

芹菜
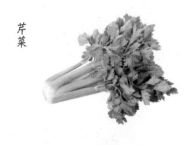

黄豆
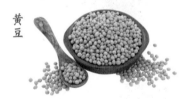

决明子粳米粥 偏方2

【来源】民间验方

材料 决明子20克，粳米100克。

做法 将决明子炒至微香，投入砂锅，加水煎汁滤渣，然后将粳米放入锅中，加入适量清水，大火煮开，转小火煮成稀粥即成。日服1剂，分2次食用。

功效 决明子能降血压，还有利水通便的作用。与粳米一同煮粥，适宜脂肪肝患者食用。

决明子
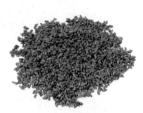

粳米
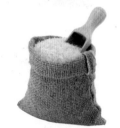

调理冠心病 小偏方

冠心病以心绞痛及心肌梗死最为常见，以胸部压迫窒息感、闷胀感、疼痛剧烈多如压榨样、烧灼样，甚则胸痛彻背、气短、喘息不能卧、昏厥等为主要症状。

红花鱼头豆腐汤 偏方1

【来源】民间验方

鱼头

白菜　豆腐

红花　盐

材料 红花、鱼头、豆腐、白菜、料酒、盐、姜、葱、鸡汤各适量。

做法 鱼头、红花、豆腐、白菜、姜、葱处理好。把鱼头放入炖锅内，加入红花、豆腐、白菜、料酒、盐、葱、姜、鸡汤。烧沸，转文火炖50分钟即成。每日1次，分2次饮完，佐餐服用。

功效 红花能活血散瘀。鱼头可补脑益智，适于轻症的气血瘀滞型心脏疾病患者食用。

玫瑰香附茶 偏方2

【来源】民间验方

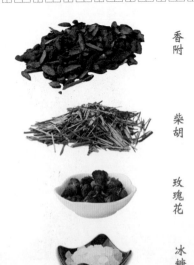

香附

柴胡

玫瑰花

冰糖

材料 香附10克，柴胡5克，玫瑰花5克，冰糖少许。

做法 用香附、柴胡加水煮约5分钟，滤渣留汁。玫瑰花剥瓣洗净。将药汁再烧热，放入花瓣，加入冰糖搅拌至溶化即可。

功效 玫瑰活血化瘀，可起到通络化瘀的作用。

人参银耳汤 偏方3

【来源】民间验方

材料 人参5克，银耳10~15克。

做法 银耳浸泡12小时，切小朵。人参切薄片，入砂锅中，煮2小时，加银耳煮1小时即可食用。每日1剂，分2次食完。

功效 本品具有益气补血、生津宁神、滋阴润燥的功效，适宜气虚型冠心病患者食用。

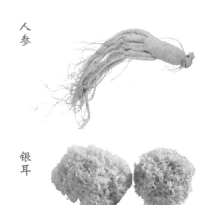

人参

银耳

二红粥 偏方4

【来源】民间验方

材料 红花5克，红枣10颗，粳米100克，红糖20克。

做法 红花洗净；红枣去核；粳米淘净。把粳米、红花、红枣、红糖同放砂锅内，加水后将粥煲熟即成。每日1次。

功效 本品具有益气活血的功效。适宜于轻症的气虚血瘀型心脏疾病患者食用。

粳米

红糖

红枣　　红花

党参泥鳅汤 偏方5

【来源】民间验方

材料 活泥鳅100克，党参20克，盐、姜末、葱花、味精、清汤各适量。

做法 泥鳅去头尾，加盐腌渍。用油起锅，下泥鳅炒至半熟，加党参、清汤、姜末、盐、葱花、味精调味。佐餐用。

功效 本品具有健脾利湿的功效，常食可缓解冠心病胸痛、胸闷、气短等症状。

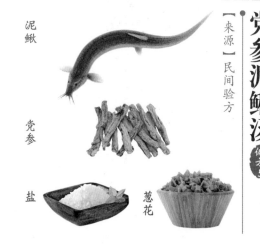

泥鳅

党参

盐　　葱花

调理慢性胃炎 小偏方

　　慢性胃炎主要表现为中上腹疼痛，多为隐痛，常为饭后痛，因进冷食、硬食、辛辣或其他刺激性食物引起症状或使症状加重。大多数患者经常无症状或有程度不同的消化不良症状，如上腹隐痛、食欲减退、泛酸、腹部胀痛等。

芝麻萝卜酥

【来源】民间验方

偏方1

白萝卜

猪瘦肉

黑芝麻

植物油

材料 猪瘦肉、白萝卜、黑芝麻、植物油、面粉、葱花、姜末、盐各适量。

做法 将白萝卜、黑芝麻、猪瘦肉处理好，加萝卜丝、姜末、猪瘦肉、葱花、盐做成馅。将面粉加水，和成面团，制成夹心猪肉酥，再在面上均匀粘上黑芝麻，放入锅内烙熟即成。佐餐食用。

功效 本品具有健脾消滞、宽胸开胃的功效。

消食茶膏糖

【来源】民间验方

偏方2

白糖

红茶叶

植物油

材料 红茶叶50克，白糖500克，熟植物油适量。

做法 将红茶叶放入炖锅内，加清水煮20分钟，倒出茶液，再加水煮10分钟，合并两次茶液，倒入炖锅，加入白糖，在搪瓷盘内抹上熟植物油，把茶膏糖倒入涂有植物油的搪瓷盘内。每日3次。

功效 红茶叶能帮助胃肠消化，本品能保护胃黏膜，适用于慢性胃炎患者。

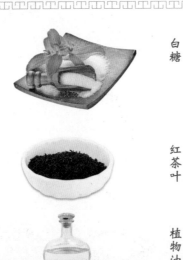

【来源】民间验方

生姜橘皮水 偏方3

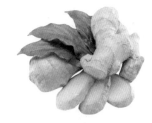

生姜

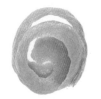

橘子皮

材料 生姜、橘子皮各20克。

做法 生姜去皮，洗净切片，与橘子皮一起放入锅中，加适量水，煮20~30分钟后取汁饮用。每日2~3次分服。

功效 橘子皮具有理气化痰的功效；生姜能开胃止呕。本品对慢性胃炎患者有一定的食疗作用。

【来源】民间验方

胡椒猪肚 偏方4

白胡椒

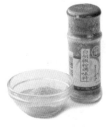

猪肚

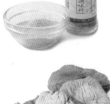

材料 白胡椒15克，猪肚1个。

做法 将白胡椒打碎，放入猪肚内，并在猪肚内装水，然后用线扎紧，放入砂锅内文火炖至烂透。隔天1次，连服5次。

功效 此品具有补虚益气的功效，可治寒痰食积、呕吐清水、泄泻、冷痢等症。

【来源】民间验方

甘草蜂蜜水 偏方5

甘草

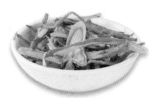

蜂蜜

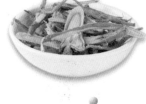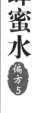

材料 甘草10克，蜂蜜50克。

做法 将甘草放入杯中，倒入适量开水，浸泡10分钟后，加入蜂蜜，搅拌均匀即成。饭前1小时喝，每天3次。

功效 甘草有益气补中的功效，而蜂蜜味甘，经常将两者泡水喝，能有效治疗慢性胃炎。

调理慢性支气管炎 小偏方

慢性支气管炎主要症状为反复性咳嗽、咳痰、伴有气喘等。如连续数年而未排除肺心病疾患的患者，容易并发阻塞性肺气肿和肺源性心脏病，严重的还会影响劳动、生活，甚至危及生命。

猪肺白萝卜粥 偏方1

【来源】民间验方

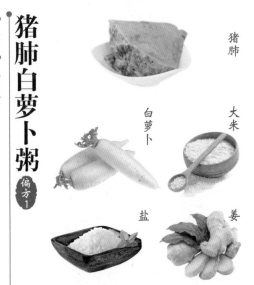

猪肺

白萝卜　大米

盐　姜

材料 猪肺、大米、白萝卜、姜丝、葱花、胡椒粉、盐、鸡粉各适量。

做法 猪肺切块，余后捞出。将大米洗净，熬成粥。倒入姜丝、猪肺、萝卜片搅匀。煮20分钟，加盐、鸡粉、胡椒粉、葱花即成。佐餐食用。

功效 猪肺有止咳的功效。白萝卜能润肺。本品有助于止咳补肺，适用于支气管哮喘者。

大蒜炒肉片 偏方2

【来源】民间验方

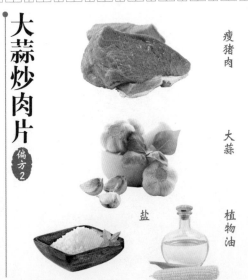

瘦猪肉

大蒜

盐　植物油

材料 大蒜20克，瘦猪肉200克，盐、酱油、植物油各适量。

做法 大蒜去皮、切开；猪肉洗净切片，加酱油和少许盐腌制10分钟。用油起锅，放入猪肉片煸炒，至猪肉转色后下蒜瓣，翻炒片刻，至食材熟透，放入盐炒匀即可。佐餐食用，每天1次。

功效 蒜瓣有杀菌作用，瘦肉具有滋阴润燥的作用，本品适用于支气管炎咳嗽。

核桃杏仁汤

【来源】民间验方

偏方 3

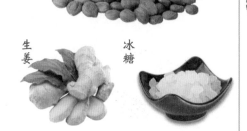

核桃仁

杏仁

生姜　　冰糖

材料 核桃仁30克，杏仁15克，生姜12克，冰糖适量。

做法 将核桃仁、杏仁、生姜捣烂，加入冰糖，放入锅内，加水适量炖熟。每天1次，15~20天为1个疗程。

功效 本方具有散寒化瘀、补肾纳气的功效，可治疗寒证型慢性支气管炎，但痰火积热、阴虚火旺所致的咳喘者禁用。

百合莲藕枇杷羹

【来源】民间验方

偏方 4

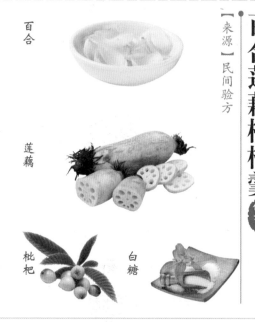

百合

莲藕

枇杷　　白糖

材料 鲜百合、鲜莲藕、枇杷各30克，淀粉、白糖各适量。

做法 鲜莲藕洗净，去皮后切片。鲜百合去皮和蒂，洗净。枇杷洗净去皮、核。将藕片与鲜百合、枇杷肉入锅，加适量清水，武火煮开，文火续煮至食材熟透，放入适量淀粉，加入白糖调味即可。

功效 鲜百合能补中润肺、镇咳；枇杷肉可润燥清肺、止咳降逆；莲藕有补心生血、健脾养胃之功，本品可清火润肺、止咳化痰，适用于支气管炎之咳嗽有痰者。

调理风湿病 小偏方

风湿病是以侵犯关节、骨骼、肌肉、血管及有关软组织或结缔组织为主的疾病，其中多数为自身免疫性疾病。发病多较隐蔽而缓慢，病程较长，且大多具有遗传倾向。

红烧鳝鱼段 偏方1

【来源】民间验方

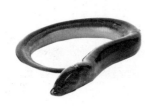
鳝鱼

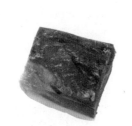
火腿

材料 鳝鱼750克，火腿50克，葱、姜、盐、鸡粉、胡椒粉各适量。

做法 用油起锅，放入葱、姜、鳝鱼段、火腿片，拌匀，加入盐、鸡粉、清水炒匀，转文火焖至汁浓，撒上胡椒粉即成。佐餐食用。

功效 本品能祛风湿、强筋骨。主治风湿性关节炎所致的关节疼痛、屈伸不利等症。

松针粳米粥 偏方2

【来源】民间验方

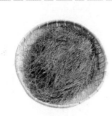
松针

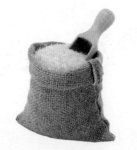
粳米

材料 松针30克，粳米100克。

做法 将松针切细，加适量清水煎煮，去渣取汁，入粳米煮成粥即成。空腹食用，每日1剂。

功效 本品具有祛风通络的功效，主治风湿性关节炎之关节疼痛、肿胀，屈伸不利。

【来源】民间验方

黄花菜根汤 偏方3

黄花菜

黄酒

材料 黄花菜根30克，黄酒适量。

做法 黄花菜根洗净，加适量清水煮20分钟，去渣取汁，冲入适量黄酒温服。每日1剂。

功效 本品能祛风、除湿、止痛，适用于关节疼痛、灼热红肿、活动受限、舌红、苔黄者。

【来源】民间验方

丝瓜竹叶粥 偏方4

丝瓜

淡竹叶

薏米

白糖

材料 丝瓜1条，淡竹叶20克，薏米15克，白糖适量。

做法 将丝瓜连皮切片与淡竹叶加水共煮取汁；将薏米加水煮粥，加入药汁、白糖拌匀。随意服用，每日1剂。

功效 本品具有健脾祛湿、清热通络的功效，主治膝关节炎，适用于风湿痹阻而热邪偏胜者。

【来源】民间验方

桃仁粥 偏方5

粳米

薏米

桃仁

白糖

材料 桃仁10克，薏米15克，粳米80克，白糖适量。

做法 桃仁捣烂如泥，加水研磨。桃仁与薏米、粳米一起下锅，煮成粥，加入白糖拌匀即成。随意服用，每日1剂。

功效 本品可益气活血、通利关节，主治膝关节炎，适宜气虚血瘀、阻滞关节者食用。

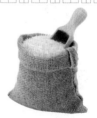

调理咽炎 小偏方

咽炎分为急性咽炎和慢性咽炎。急性咽炎为咽部黏膜及黏膜下组织的急性炎症。咽淋巴组织常被累及。慢性咽炎又称慢性单纯性咽炎，较多见。病变主要在黏膜层，表现为咽部黏膜慢性充血、黏膜及黏膜下结缔组织增生、黏液腺肥大、黏液分泌增多。

老丝瓜方

【来源】民间验方

偏方1

丝瓜

白糖

材 料 老丝瓜1条，白糖适量。

做 法 将经霜老丝瓜洗净，切取一节，把丝瓜的皮、瓤、籽一起切碎，装入碗内，加水，上锅蒸20分钟，加白糖1汤匙调匀，去瓜皮、瓤、籽，取其汁，趁热慢慢咽下。每日1剂。

功 效 丝瓜皮能退火毒；丝瓜络能清热化痰；本品能降火，适宜于慢性咽炎患者。

马蹄萝卜汁

【来源】民间验方

偏方2

马蹄

白萝卜

材 料 马蹄、鲜萝卜各500克。

做 法 将马蹄洗净去皮，鲜萝卜洗净切块，同放搅汁机内搅拌成汁。每日饮汁数小杯，连服3~5日。

功 效 马蹄有清热解毒的功效，萝卜有顺气化痰的功效。本品适用于咽喉肿痛、目赤等症。

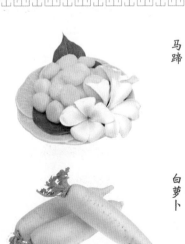

【来源】民间验方

土蜂蜜大蒜头 偏方3

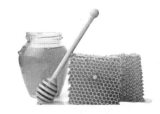

蜂蜜

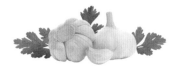

蒜头

材料 土蜂蜜、紫皮大蒜头各适量。

做法 将紫皮大蒜头剥皮，放到蜂蜜中浸泡15～30天，再拿出来泡温水饮用。随时泡水饮用。

功效 土蜂蜜具有润肠的功效；大蒜头有杀菌消炎的作用，用于慢性咽炎等患者。

【来源】民间验方

西瓜皮茶 偏方4

西瓜皮

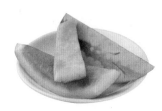

冰糖

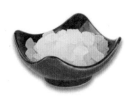

材料 西瓜皮250克，冰糖适量。

做法 将西瓜皮切成小块，加入2大碗水，熬至1大碗，加入冰糖，冷却后饮用。随时代茶饮用。

功效 中医称西瓜皮为"西瓜翠衣"，能清热解暑。本品可生津润肺、清热去火、治疗咽喉炎。

【来源】民间验方

麦冬甘草粥 偏方5

粳米

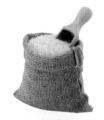

甘草

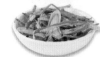

麦冬

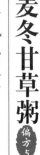

材料 麦冬15克，甘草10克，粳米100克。

做法 麦冬洗净，去心；甘草切片；粳米淘洗干净。将麦冬、甘草、粳米同放锅内，加水，煮35分钟即成。每日1次。

功效 本品具有滋阴润肺，清热消炎的功效。适用于急、慢性咽炎患者夏季食用。

常见病预防调理小偏方

调理风寒感冒 小偏方

　　风寒感冒是风寒之邪外袭、肺气失宣所致。症状可见：恶寒重、发热轻、无汗、头痛身痛、鼻塞流清涕、咳嗽吐稀白痰、口不渴或渴喜热饮、苔薄白。感冒虽是小病，但很折腾人，而如果每次感冒都需要药物控制治疗的话，久而久之身体内抵抗病毒的能力就减弱了。

【来源】民间验方

葱白鸡汤饮 偏方1

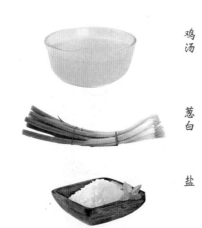

鸡汤

葱白

盐

材料 葱白(带须)30克，鸡汤500毫升，盐适量。

做法 将葱白和鸡汤放入砂锅内，置大火上烧开后，用小火熬10分钟。在葱汤内加盐，拌匀即可饮用。每日1次。

功效 本品能发汗解表、祛风寒。适用于风寒感冒之发热恶寒、周身疼痛等症。

【来源】民间验方

紫苏粥 偏方2

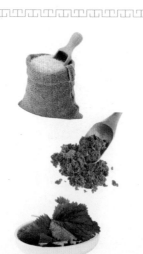

粳米

红糖

紫苏叶

材料 紫苏叶15克，粳米100克，红糖25克。

做法 紫苏叶切碎；粳米淘洗净。将紫苏叶、粳米放入锅内，加水适量，煮35分钟，加入红糖即成。每日1次。

功效 本品能疏风散寒。适用于风寒感冒所致的鼻流清涕，发热畏风等症。

姜糖饮

【来源】民间验方

偏方 3

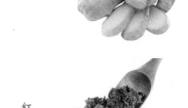

姜

红糖

材料 姜、红糖各25克。

做法 姜洗净，切片；红糖切碎。将姜放入锅内，加水，用大火烧沸，再用小火煮25分钟，加入红糖即成。代茶饮用。

功效 本品具有疏风散寒、益气补虚的作用。非常适用于风寒感冒患者饮用。

姜拌莴笋

【来源】民间验方

偏方 4

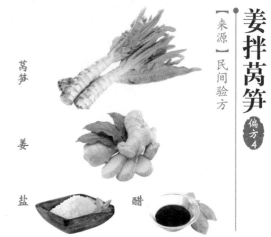

莴笋

姜

盐　　醋

材料 姜、莴笋、盐、味精、醋、白糖、香油各适量。

做法 姜洗净，切片；莴笋洗净，切薄片。将姜、莴笋放入盆内、加入盐、味精、醋、白糖、香油拌匀即成。佐餐食用。

功效 本品具有解表、散寒、止呕的功效，非常适合风寒感冒、呕吐者。

香菜黄豆汤

【来源】民间验方

偏方 5

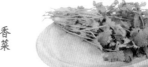
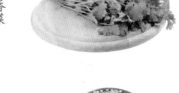

香菜

黄豆

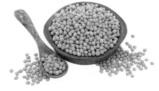

材料 香菜30克，黄豆10克。

做法 将黄豆浸泡一夜后，第二天加适量水煮，煮15~20分钟时，加入香菜，再煮5~8分钟即可。1次服用完，每日1服。

功效 此方不仅能治疗风寒感冒，尤其可迅速消除恶寒等症状。连服1~2剂就能见效。

调理风热感冒 小偏方

风热感冒是风热之邪犯表、肺气失和所致。症状表现为发热重、微恶风、头胀痛、有汗、咽喉红肿疼痛、咳嗽、痰黏或黄、鼻塞黄涕、口渴喜饮。自然界的风、寒、暑、湿等邪气常常侵犯人体。皮肤、毛发、口鼻与自然界直接接触，所以受到伤害。

薄荷炒苦瓜 偏方1

【来源】民间验方

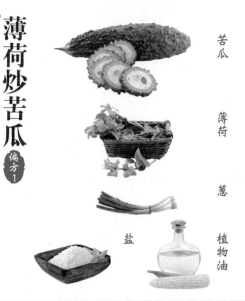

苦瓜

薄荷

葱

盐　植物油

材料 薄荷、苦瓜、葱、姜、盐、植物油、鸡粉各适量。

做法 将薄荷洗净加清水，煮10分钟，去渣留汁。苦瓜洗净，切成薄片，葱、姜切丝。用油起锅，放入葱、姜、盐、鸡粉、苦瓜、薄荷液，大火翻炒3～5分钟即可。佐餐食用。

功效 本品具有散风清热的功效。适用于风热感冒、鼻塞、咽喉肿痛、目赤、风疹等。

菠萝蜂蜜汁 偏方2

【来源】民间验方

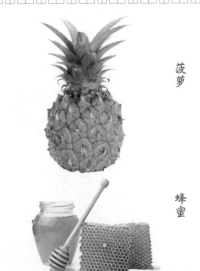

菠萝

蜂蜜

材料 菠萝100克，蜂蜜适量。

做法 菠萝去皮后切块，洗净，放于盐水中浸泡大约20分钟；取出菠萝块切小丁，将菠萝丁榨成汁，可加适量水。倒出菠萝汁，可依据个人口味添加适量蜂蜜即可食用。一日2次，连服3日。

功效 菠萝中含有的菠萝蛋白酶可缓解感冒患者喉咙痛的症状，适合风热感冒患者。

薄荷饮 _{偏方3}

【来源】民间验方

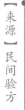

薄荷

白糖

材料 薄荷10克，白糖15克。

做法 将薄荷洗净放入锅内，加白糖和水，煮30分钟，即可饮用。每日1次。

功效 本品能散风清热、清利头目、利咽、透疹。适用于感冒发热、头痛鼻塞、咽喉肿痛等。

西瓜西红柿汤 _{偏方4}

【来源】民间验方

西瓜

西红柿

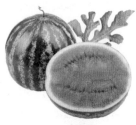
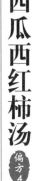

材料 西瓜、西红柿各适量。

做法 西瓜取瓤，去籽，用纱布绞挤汁液；西红柿先用沸水烫，剥去皮，也用纱布绞挤汁液；二汁合并，代茶饮。适用于风热感冒。

功效 本品适用于风热感冒、发热、喉痛等症。

桑菊饮 _{偏方5}

【来源】民间验方

菊花

桑叶

白糖

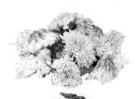

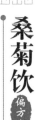

材料 干菊花、干桑叶各6克，白糖30克。

做法 桑叶、菊花除去杂质。将桑叶、菊花放入大杯内，加入白糖和沸水，浸泡3～5分钟即成。

功效 本品能疏风清热。适用于风热感冒、咳嗽、头晕、头痛、目赤、视物昏花等症。

调理咳嗽 小偏方

咳嗽是临床上最常见的疾病之一，是受细菌、病毒等病原微生物或是过敏原的影响，如呼吸道感染、支气管扩张、肺炎、咽喉炎等均可能会发生咳嗽现象，治疗上主要是消炎、止咳。其咳嗽的形成与反复发病，常是许多复杂因素综合作用的结果。

【来源】民间偏方

仙人掌方 偏方1

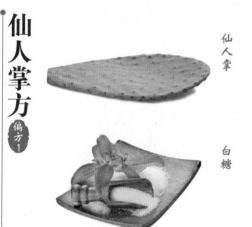

仙人掌

白糖

材料 鲜品食用仙人掌(去刺洗净)100克，白糖30克。

做法 取鲜品食用仙人掌和白糖，放在容器中一起捣匀即可。每日1剂，分3次服用。

功效 仙人掌味苦、性寒，能行气活血。仙人掌加白糖服用可治疗肺热咳嗽，效果良好。

【来源】民间验方

生姜炒鸡蛋 偏方2

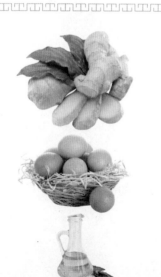

生姜

鸡蛋

香油

材料 生姜15克，鸡蛋1个，香油适量。

做法 取生姜切丁或丝，将鸡蛋打入碗内拌匀，将香油倒入锅中烧热，再将姜丝放入油中过一下，最后倒入鸡蛋炒熟即成。佐餐食用，趁热吃下。

功效 本品有温肺祛痰的功效，特别适合于风寒咳嗽之清稀白痰者。

调理哮喘 小偏方

哮喘是一种以反复发作性咳嗽、喘鸣和呼吸困难为主要症状的疾病。人体呼吸道的进口被大量的痰覆盖，阻碍了空气的进入就会引发哮喘。发作时喉中哮鸣有声，呼吸困难。

材料 杏仁10克，粳米50克，冰糖适量。

做法 杏仁研细，水煎去渣留汁，加粳米、冰糖，加水煮粥，每日2次温热食用。

功效 本品能宣肺化痰、止咳定喘，为治咳喘之良药。

【来源】民间偏方

杏仁粥 偏方1

杏仁

粳米

冰糖

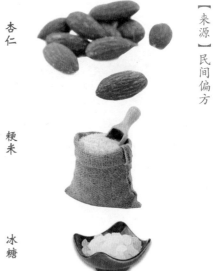

材料 核桃仁10克，白果10克（去壳），生姜5克。

做法 将核桃仁、白果、生姜一起放入锅中，加适量清水煮30分钟即可。每日1剂，连用10~15日。

功效 核桃仁能补肾温肺；白果能敛肺气；生姜能发散、止咳。本方具有温肺定喘之功效。

【来源】民间验方

核桃仁白果生姜汤 偏方2

核桃仁

白果

生姜

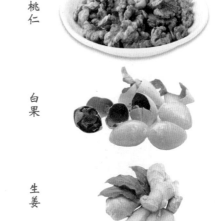

调理口腔溃疡 小偏方

口腔溃疡是发生在口腔黏膜上的表浅性溃疡，可从米粒至黄豆大小，呈圆形或卵圆形，溃疡面凹陷、周围充血。该病与心、脾的气血失调有关。常常由于过食辛辣食物，或饮酒吸烟，引致脾胃火盛；亦可因为过于激怒，并且睡眠不足致肝气郁结，造成心火亢盛。

【来源】民间验方

黄瓜霜 偏方1

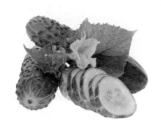

黄瓜

明矾

材料 黄瓜1条，明矾适量。

做法 黄瓜洗净，在中间开一个方形口，取出大部分瓜瓤，再将明矾粗末填满封口，悬吊在阴处。干透时一次性取霜。取黄瓜霜撒于患处，连用3～5天。

功效 本品具有清热凉血、消肿止痛的功效，适用于上火引起的口腔溃疡、牙龈肿痛等症。

【来源】民间验方

吴茱萸方 偏方2

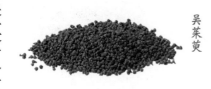

吴茱萸

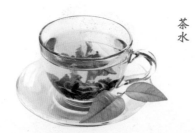

茶水

材料 吴茱萸粉末12克，醋或茶水适量。

做法 取备好的吴茱萸粉末，用醋或茶水调成糊状即成。睡前敷双侧足心处，次晨取下。每晚1次，连敷3天。

功效 涌泉穴具有滋阴降火、开窍宁神的作用，根据中医理论，取吴茱萸贴敷涌泉穴，可引火归元而治疗一切虚火上炎之证。

维生素C方 偏方3

【来源】民间验方

维生素C

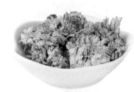

材料 维生素C 5片。

做法 取维生素C片，研为细末。以棉棒蘸取少许点于患处，按压3分钟，然后温开水漱口，每日3次，直至愈止。

功效 维生素C能修复组织。此法对溃疡具有很好的保护作用，适用于直径3毫米以下口腔溃疡面。

三花饮 偏方4

【来源】民间验方

白菊花

金银花

白扁豆

材料 白菊花5克，金银花5克，白扁豆10克。

做法 将白菊花、金银花、白扁豆洗净，加适量清水大火煮开，小火煮10分钟即可饮用。每日2剂。

功效 本品具有清热祛湿的功效。适用于湿热瘀滞所致的内火偏盛。

桂花方 偏方5

【来源】民间验方

桂花

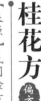

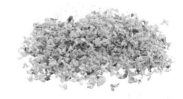

材料 桂花3~5朵。

做法 将桂花晾干研为细末，备用。取一根塑料吸管制成勺状，取桂花粉少许，吹入口腔溃疡处。

功效 桂花具有健胃、化痰、生津、平肝的作用，对口腔溃疡也有较好的治疗功效。

调理胃痛 小偏方

胃痛是一种很常见的症状，是由外感邪气、内伤饮食情志、脏腑功能失调等导致气机郁滞、胃失所养，以上腹胃脘部疼痛为主症的病症，常兼有泛恶、脘闷、嗳气、大便不调等症。所以常常会被人们忽视，但如果不及时治疗，会引起更加严重的疾病。

百合乌药煎剂 偏方1

【来源】民间验方

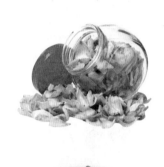

百合

乌药

材料 百合30克，乌药9克。

做法 将备好的百合、乌药放入砂锅中，注入适量清水大火煮开，改小火煮20分钟，倒出药汁，再加适量水煮10分钟，倒出药汁，将两次药汁混合均匀即可。每日1剂，分2次服用。

功效 乌药治胸腹胀痛；百合能滋养胃阴。本方能治阴虚胃热型胃痛。

高粱黑豆 偏方2

【来源】民间验方

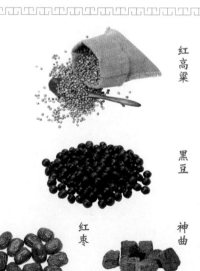

红高粱

黑豆

红枣

神曲

材料 红高粱120克，黑豆60克，红枣30克，神曲、蜂蜜适量。

做法 将红高粱、黑豆、神曲碾成面。将红枣用水煮熟，留汤与以上三味碾成的面调和，捏成饼，蒸熟，凉凉，焙干，压成细面，置砂锅中炒成黄黑色，加蜂蜜调制成丸。每日2次，每次5克。

功效 本方可以温中调胃。用于腹痛、腹泻，或胃气不和引起的胃刺痛、呕吐酸水等。

材料 嫩南瓜750~1000克，植物油50毫升，盐、葱花各少许。

做法 嫩南瓜洗净切丝，锅中注油烧热，倒入南瓜丝，炒2分钟，撒上盐、葱花，再翻炒片刻即可。佐餐食用。

功效 此菜具有补中益气、消炎止痛的功效。对慢性胃炎引起的胃痛有较好的食疗效果。

【来源】民间验方

嫩南瓜

植物油

盐

葱花

清炒南瓜丝 偏方3

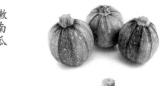
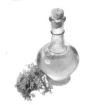
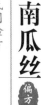

材料 土豆250克，蜂蜜少许。

做法 将备好的土豆洗净，带皮加水煮熟，捣烂成糊状即可。清晨空腹食用，食用时加少许蜂蜜，连服半月。

功效 土豆可养胃和中。禁食发芽的土豆，否则容易导致腹泻，严重者可因中毒而呕吐。

【来源】民间验方

土豆

土豆泥 偏方4

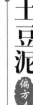
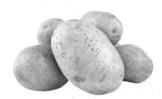

材料 乌贼骨30克，白芍、川楝子、生甘草各20克。

做法 将上述所有材料共研成细末即可。每日3次，每次1.5克，空腹用温开水送服。

功效 乌贼骨味咸、涩，性微温，可使胃的溃疡面逐渐愈合而达到治疗胃痛的目的。

【来源】民间验方

乌贼骨

白芍

甘草

乌贼骨粉 偏方5

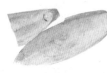
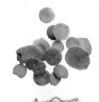

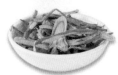
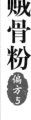

调理腹泻 小偏方

　　腹泻是指排便次数明显超过平日习惯的频率，粪质稀薄，有时含未消化食物或脓血、黏液。排便次数多于平时，含水量增加，有时脂肪增多，带有不消化物，或含有脓血。腹泻不是一种独立的疾病，而是很多疾病的一个共同表现。

鲫鱼羹 偏方1

【来源】民间验方

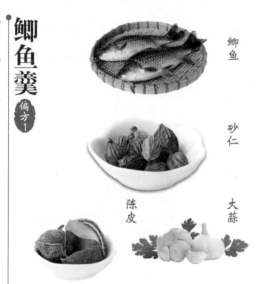

鲫鱼

砂仁

陈皮

大蒜

材料 荜拨、砂仁、陈皮、鲫鱼、大蒜、胡椒、泡辣椒、葱、盐、酱油、植物油各适量。

做法 将鲫鱼去鳞和内脏，在鱼腹内装入陈皮、砂仁、荜拨、大蒜、胡椒、泡辣椒、葱、盐、酱油。锅内放入油，将鲫鱼放锅内煎，加水。佐餐空腹食用。

功效 本品具有温中祛寒的作用，对脾胃虚寒之慢性腹泻者有较好的食疗作用。

马齿苋粥 偏方2

【来源】民间验方

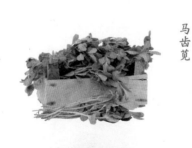

马齿苋

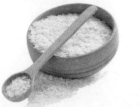

大米

材料 鲜马齿苋250克（或干品60克），大米50克。

做法 将马齿苋洗净，切成碎，置砂锅中加适量清水煮10～20分钟，去渣，加入大米煮成粥即可。佐餐食用。

功效 本方能清热祛湿，主治湿热腹泻，常伴有腹痛、腹胀、发热、口渴、肛周发红等。

红茶生姜饮 偏方3

【来源】民间验方

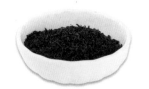

红茶

白糖

材料 红茶、鲜生姜汁各200毫升，白糖50克。

做法 将红茶放入锅中，加水适量煎煮，滤取汁液，加入白糖和鲜生姜汁拌匀，待温饮用。每日2次，每次1剂。

功效 本方可以解表散寒、芳香化湿、健胃止泻。对水湿泄泻有较好的食疗效果。

猪肚山药粥 偏方4

【来源】民间验方

猪肚

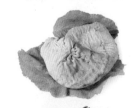

山药

大米 盐

材料 猪肚100克，山药50克，大米50克，盐、姜少许。

做法 将猪肚洗净切片。砂锅中注水烧开，倒入猪肚片、山药和大米熬成粥，加入盐、姜调味即可。佐餐食用。

功效 本方具有健脾和胃、益气补中的功效，用于脾胃气虚之泄泻、尿频等症。

山楂萝卜饮 偏方5

【来源】民间偏方

山楂

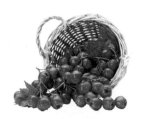

白萝卜

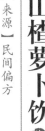

材料 山楂20克，白萝卜250克。

做法 将山楂、白萝卜切碎，置砂锅中，加适量清水煮成汁即可。代茶饮。

功效 本方能消食止泻。主治伤食、腹泻，伴有肚腹胀痛、恶心呕吐、舌苔厚腻。

调理便秘 小偏方

便秘是指排便次数减少，粪便量减少，排便艰难、费力；大便干结、硬便，排便不净感；便秘伴有腹痛或腹部不适。中医学认为，大肠传导功能失调，粪便在肠内停留时间过长，粪质干燥或坚硬，即可形成便秘之疾。

芋头粥 偏方1

【来源】民间验方

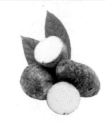
芋头

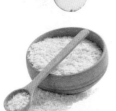
大米

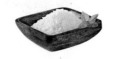
盐

材料 大米50克，芋头250克，盐适量。

做法 将芋头去皮切成块，倒入砂锅中，注入适量清水，倒入洗好的大米共煮成粥，加入适量盐调味即可。佐餐食用。

功效 本方有散结的功效，对肠道的消化以及肠道的蠕动是很好的，适合便秘患者常食。

奶蜜葱汁 偏方2

【来源】民间验方

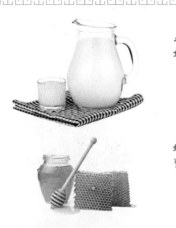
牛奶

蜂蜜

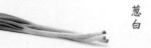
葱白

材料 牛奶250毫升，蜂蜜100克，葱白100克。

做法 先将葱白洗净，捣烂取汁；牛奶与蜂蜜共煮，开锅下葱汁再煮沸即成。每天早晨空腹服用。

功效 此方具有补虚、除热、通便的功效。对于热结便秘具有较好的食疗作用。

五仁粥 偏方3

【来源】民间验方

材料 芝麻、松子仁、核桃仁、杏仁、花生米、粳米、白糖各适量。

做法 将上述五仁混合碾碎，入粳米共煮成稀粥即可。食用时，加入适量白糖，每日早晚服用。

功效 此粥能滋养肝肾、润燥滑肠，适用于中老年气血亏虚引起的习惯性便秘。

芝麻

松子仁　核桃仁

杏仁　花生米

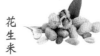

香蕉枸杞汤 偏方4

【来源】民间偏方

材料 香蕉250克，枸杞50克，冰糖30克。

做法 将香蕉剥去皮，切成小块；枸杞洗净。将香蕉、枸杞放入锅中加水煮成汤，加入冰糖调味即可。每日早晨空腹食用。

功效 本方可以健脾润肠、通便益寿，是改善习惯性便秘、排毒祛斑的理想食疗方。

香蕉

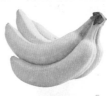

枸杞

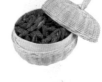

冰糖

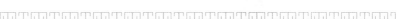

木耳海参炖猪肠 偏方5

【来源】民间验方

材料 木耳30克，海参30克，猪大肠150克，盐、酱油、味精各少许。

做法 将猪大肠翻开洗净，置砂锅中，注入清水，加入木耳、海参炖至熟，加入盐、酱油、味精调味即可。佐餐食用。

功效 本方有滋阴、润燥、补血之功。适用于老年血虚肠燥之便秘、习惯性便秘等。

木耳

海参

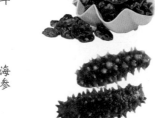

猪大肠

盐

调理痔疮 小偏方

　　痔疮是肛门直肠底部及肛门黏膜的静脉丛发生曲张而形成的一个或多个柔软的静脉团的一种慢性疾病。由于体内有湿热，又过食辛辣所导致。发病期间饮食要清淡，可吃些有清热解毒作用的食物。

红薯甜粥 偏方1

【来源】民间验方

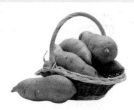

红薯

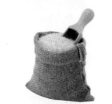

粳米

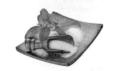

白糖

材料 新鲜红薯250克，粳米200克，白糖适量。

做法 将红薯洗净切成块，放入砂锅中，倒入洗净的粳米，加水2000毫升，煮成粥，食用时加入白糖调味即可。早晚温热顿服。

功效 红薯中膳食纤维较多，可增加粪便体积，促进胃肠蠕动，可治便血和大便秘结。

槐花糯米粥 偏方2

【来源】民间验方

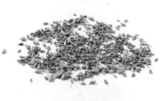

槐花

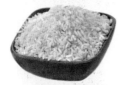

糯米

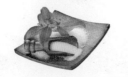

白糖

材料 槐花10克，糯米50克，白糖少许。

做法 将槐花放入砂锅，注水煮20分钟，去渣取汁，用药汁煮糯米成粥，加少许白糖调味即可。每日1次，可常服食。

功效 槐花具有清热泻火的作用，是中医治疗便血等人体大肠疾病的常用之物。

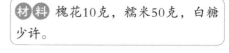

藕蚕饮 偏方3

【来源】民间验方

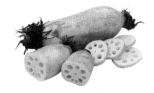

藕

材料 藕500克，僵蚕7个，红糖120克。

红糖

做法 将藕切厚片，与僵蚕、红糖一同放入锅中加水煎煮。吃藕喝汤，每日1次，连服7日。

僵蚕

功效 对血虚型痔疮引起的便血日久、眩晕耳鸣、心悸乏力、面色发白有较好的食疗效果。

马齿苋猪大肠 偏方4

【来源】民间验方

马齿苋

材料 马齿苋100克，猪大肠1截（约15厘米长）。

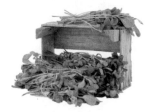

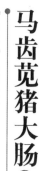

做法 先将马齿苋和猪大肠洗净，然后将马齿苋切碎装入大肠内，两头扎好，放锅内蒸熟。每日晚饭前食用，连续服用。

猪大肠

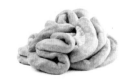

功效 此方具有清热解毒、消炎止痛、止血凉血的功效，用于痢疾、肠炎、肾炎等症。

苋菜旱莲草方 偏方5

【来源】民间验方

苋菜

材料 苋菜30克，生甘草10克，旱莲草30克，蜂蜜10毫升。

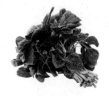

做法 将备好的食材洗净，放入砂锅中，注入清水，煮20分钟，滤出药汁，加蜂蜜调味即可。每日1剂，分2次服用。

生甘草

功效 本品能清热利湿、润肠止血，对中焦湿热下注所致的痔疮出血具有较好的治疗作用。

蜂蜜

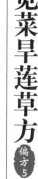

调理偏头痛 小偏方

偏头痛多为一侧或两侧颞部反复发作的搏动性头痛，发作前可伴视觉、体觉先兆，发作时常伴呕吐。头痛可能是脑膜受到了刺激，血管收缩使张力增加引起的，也可能是脑部提醒我们氧气不足，需要更多氧气的信号。只要含着许多氧气的血液流入到疼痛的地方，头痛就会立刻消失。

桑菊淡豆豉粥 偏方1

【来源】民间验方

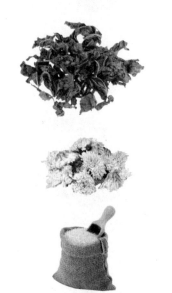

桑叶

菊花

粳米

材料 桑叶10克，菊花、淡豆豉各15克，粳米100克。

做法 将桑叶、菊花和淡豆豉一起入锅加适量清水煮后去渣取汁。将此药汁与洗净的粳米一起放入砂锅中加适量清水熬粥，稍煮即成。佐餐食用。

功效 此方具有疏风清热的功效，适用于风热所致偏头痛。症见头痛而胀。

香附玫瑰白芷粥 偏方2

【来源】民间验方

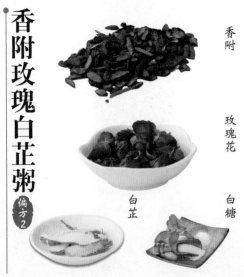

香附

玫瑰花

白芷

白糖

材料 香附、玫瑰花、白芷、粳米(或糯米)、白糖各适量。

做法 将香附、白芷一起入锅加适量清水煮后去渣取汁。将此药汁和洗净的粳米一起入锅加适量清水熬粥，米熟后向锅中加入玫瑰花和适量白糖，再用文火慢煮10分钟左右即成。佐餐食用。

功效 此方具有疏肝解郁的功效，适用于肝气郁结所致偏头痛。

【来源】民间验方

川芎白芷散 偏方3

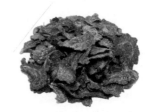

川芎

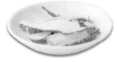

白芷

细辛

（材料）川芎3份，白芷2份，细辛1份，冰片少许。

（做法）将备好的川芎、白芷、细辛、冰片共碾为细末，放入瓷瓶密封备用。使用时用净纱布包着入疼侧鼻孔内。

（功效）此方具有散寒解表、活血行气、祛风止痛的功效，适用于神经痛、偏头痛、鼻塞等症。

【来源】民间验方

川芎当归乌鸡汤 偏方4

川芎

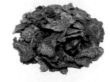

当归

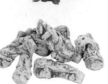

乌鸡

（材料）川芎15克，当归10克，乌鸡300克，红枣、姜片各10克，盐3克。

（做法）川芎、当归洗净；乌鸡切块。将川芎、当归、乌鸡、红枣、姜片放入砂锅中，加入适量清水，大火烧开后转小火煮熟，加盐调味即可。

（功效）本品补血活血，能有效地缓解女性由于血虚所致的偏头痛。

【来源】民间验方

法半夏天麻粥 偏方5

粳米

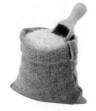

法半夏

制南星

天麻

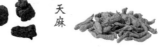

（材料）法半夏、制南星、天麻各10克，粳米100克。

（做法）将备好的法半夏、制南星、天麻洗净，加水煮20分钟，去渣取汁，加入粳米熬粥即可。

（功效）此粥能祛风化痰，适用于痰浊上蒙型偏头痛。症见头沉重而昏蒙，舌苔白腻，脉弦滑。

调理痛风 小偏方

痛风是由于嘌呤代谢紊乱导致血尿酸增加而引起组织损伤的疾病。多见人体最低部位的关节剧烈疼痛，一般1～7日后疼痛像"风"一样吹过去了，所以叫"痛风"。痛风无症状期表现为有高尿酸血症而无临床症状。发病时主要表现为痛风性关节炎、痛风结节等全身症状。

【来源】民间偏方

苹果燕麦牛奶 偏方1

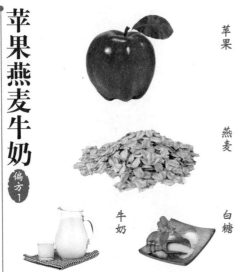

苹果

燕麦

牛奶　白糖

材料 苹果1个，燕麦20克，牛奶30毫升，白糖适量。

做法 苹果洗净，切小块；将苹果、燕麦、牛奶加入少许冰水，用榨汁机榨成汁，加入白糖调味即可。每日1剂。

功效 本品具有加强尿酸排泄的功效，可缓解痛风症状。

【来源】民间验方

樱桃苹果汁 偏方2

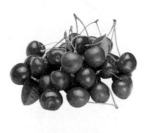

樱桃

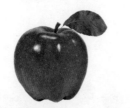

苹果

材料 樱桃300克，苹果1个。

做法 将苹果洗净，切小块，榨成汁；将樱桃洗净，切小块，放入榨汁机榨汁，以滤网去残渣；将两种果汁混合拌匀即可。每日1剂。

功效 本品能祛风除湿，可有效改善痛风所见的关节红、肿、热、痛等症状。

材料 桑寄生5克，冬桑枝3克。

做法 将桑寄生、冬桑枝洗净后切成碎片，加沸水冲泡后加盖闷10分钟即成。代茶频饮，一般可连续冲泡多次。每日1剂。

功效 可用于老年体虚、正气不足而见病痛迁延的痛风患者。

桑寄生

冬桑枝

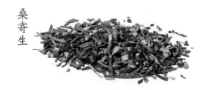
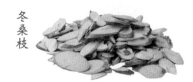

【来源】民间验方

寄生桑枝茶 偏方3

材料 丝瓜络50克。

做法 取丝瓜络50克，洗净，放进砂锅中，加入适量水，大火烧开后再用小火煮半小时。取汤饮用，可以大量饮用。

功效 本品有祛风通络、引血清热之功，可以有效缓解痛风、减轻患者疼痛。

丝瓜络

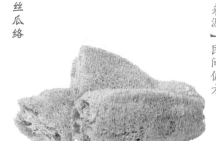

【来源】民间偏方

丝瓜络汤 偏方4

材料 木瓜100克，菠萝60克，冰水150毫升。

做法 将木瓜和菠萝去皮后洗净，切成小块，再与冰水一起放进榨汁器中榨成果汁。每日1剂。

功效 本品具有缓解痉挛疼痛的作用，有利于缓解痛风。

木瓜

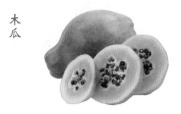

菠萝

冰水

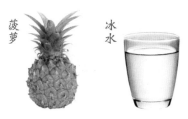

【来源】民间验方

木瓜菠萝汁 偏方5

调理贫血 小偏方

贫血主要的临床表现为：头晕、眼花、耳鸣、面部及耳轮色泽苍白、心慌、夜寐不安、疲乏无力、指甲变平而脆裂、注意力不集中、食欲不佳、月经不调等。贫血的病因包括：造血原料的不足、造血功能降低、红细胞过多的破坏或损失；中医认为，贫血是因气虚血不生、肾脾功能受损所致。

芝麻粳米粥 偏方1

【来源】民间偏方

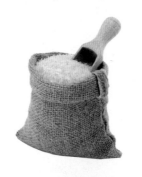

粳米

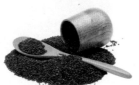

黑芝麻

（材料）黑芝麻15克，粳米30克。

（做法）先将黑芝麻洗净，晒干炒熟，研粉，同粳米煮粥食用。每日1剂。

（功效）此方可补气生血，主治血虚、面色无华、四肢无力、爪甲不荣者。

黑木耳枣汤 偏方2

【来源】民间验方

木耳

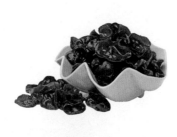

红枣

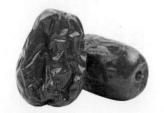

（材料）木耳15克，红枣15个，冰糖适量。

（做法）将黑木耳、红枣用温水泡发并洗净，放入小碗中，加水和冰糖；将碗放置于锅中蒸约1小时即成。每日1剂。

（功效）本方可以和血养荣、滋补强身，对贫血有食疗作用。

羊肉山药汤 偏方3

【来源】民间验方

材料 羊肉250克，姜10克，山药75克，牛奶半碗，红糖或盐少许。

做法 洗净去皮的山药切片；羊肉洗净、切块、汆水；生姜洗净，切片；羊肉、生姜放入锅中，加水，用大火烧开后用小火清炖2小时，取炖好的羊肉汤1碗，加山药片煮烂后再加牛奶、红糖或少许盐食用。每日1剂。

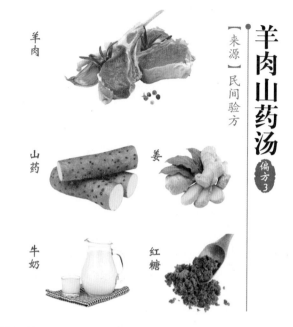

羊肉

山药　　姜

牛奶　　红糖

功效 此方温补气血，主治脾肾气血虚衰之贫血、纳差便溏、爪甲不荣、四肢无力。

猪肝菠菜汤 偏方4

【来源】民间验方

材料 菠菜50克，猪肝50克，熟猪油、生姜、葱白、清汤、盐、味精各适量。

做法 将菠菜洗净，在沸水中烫片刻，脱去涩味，切段备用；猪肝洗净，切成薄片，与盐、味精拌匀；将清汤烧沸，加入洗净拍破的生姜、切成短节的葱白、熟猪油等，煮几分钟后，放入拌好的猪肝片及菠菜，煮熟即可。本品可以佐餐常服。

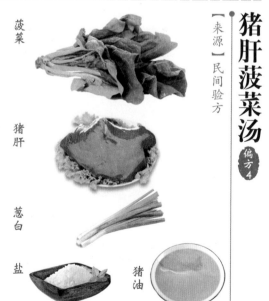

菠菜

猪肝

葱白

盐　　猪油

功效 此方生血养血。主治血虚症、面色无华、爪甲不荣。

调理骨质疏松 小偏方

骨质疏松是多种原因引起的一组骨病，多数人无明显症状，随着病情的发展和年龄的增长，等到出现症状时，骨钙的丢失率常常已经达到了50%以上，加大了治疗的难度。主要症状为骨骼疼痛，继而出现驼背，易发生骨折。胸廓骨骼变形挤压肺部时，会出现呼吸困难等症状。

桃酥豆泥 偏方1

【来源】民间偏方

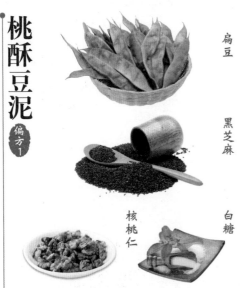

扁豆

黑芝麻

核桃仁

白糖

材料 扁豆150克，黑芝麻25克，核桃仁5克，白糖适量。

做法 将扁豆入沸水锅中煮30分钟后去外皮，将扁豆仁蒸烂熟，炒香芝麻，研末。油热后将扁豆泥炒至水分将尽，放入白糖、黑芝麻、核桃仁炒匀即可。本品可以佐餐常服。

功效 此方能健脾益肾、强筋健骨，可以有效对抗骨质疏松。

黄豆芽炖排骨 偏方2

【来源】民间偏方

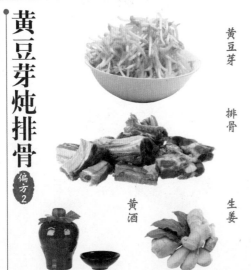

黄豆芽

排骨

黄酒

生姜

材料 黄豆芽、排骨、生姜、黄酒、盐、味精、胡椒粉各适量。

做法 以高压锅炖排骨汤备用，黄豆芽去根洗净切两段，大火翻炒黄豆芽后倒入砂锅，入排骨汤、黄酒、生姜，小火炖30分钟，放入盐、味精、胡椒粉。本品可佐餐常服。

功效 本品可补充钙质，对预防和缓解骨质疏松都有一定的作用。

猪骨海带汤 偏方3

【来源】民间偏方，

【材料】猪骨1000克，海带150克，姜、葱、胡椒粉、味精、盐、料酒、鸡粉、白糖、香油、鲜汤各适量。

【做法】排骨剁成3厘米长的段，海带切菱形片。排骨入沸水锅中略焯后捞出。锅内加鲜汤、料酒、葱姜片、鸡粉，下入排骨，用中火烧开，下入海带、盐、白糖，用小火炖至排骨熟烂，然后加味精、香油，出锅装汤碗即成。本品可佐餐常服。

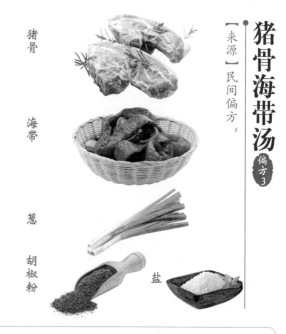

猪骨
海带
葱
胡椒粉
盐

【功效】猪骨历来被人们当作补钙、强筋健骨的食材，此方可用于防治骨质疏松。

黄豆猪骨汤 偏方4

【来源】民间偏方

【材料】猪骨汤1000毫升，豆腐2块，鸡蛋1个，虾皮25克，葱、蒜、植物油、盐适量。

【做法】鸡蛋破壳入小碗，用筷子打均匀加少量水和盐，蒸熟备用，豆腐切小块。油锅烧热放入蒜爆香，倒入猪骨汤、虾皮，煮沸后将蒸蛋以大匙分次舀入汤中，再加进豆腐煮沸，放葱、盐出锅即可。本品可佐餐常服。

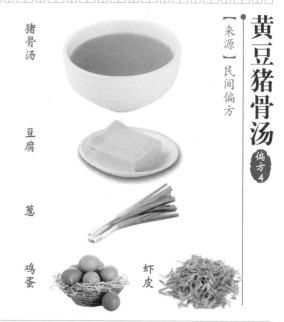

猪骨汤
豆腐
葱
鸡蛋
虾皮

【功效】此方可强骨、补钙，对骨质疏松有一定的疗效。

调理关节炎 小偏方

　　风湿性关节炎是一种常见的急性或慢性结缔组织炎症。典型表现是轻度或中度发热、游走性多关节炎，受累关节多为膝、踝、肩、肘、腕等大关节，常见由一个关节转移至另一个关节，病变局部呈现红、肿、灼热、剧痛，部分病人也可几个关节同时发病。

丝瓜竹叶粥 偏方1

【来源】民间偏方

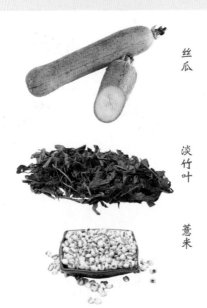

丝瓜

淡竹叶

薏米

材料 丝瓜1条，淡竹叶20克，薏米15克。

做法 将丝瓜洗净，连皮切片与淡竹叶加适量水共煮取汁备用;再将薏米加水煮粥，待粥成时加入药汁。每日1剂。

功效 此方可健脾祛湿、清热通络，主治膝关节炎，证属风湿痹阻而热邪偏胜者。

核桃仁粥 偏方2

【来源】民间偏方

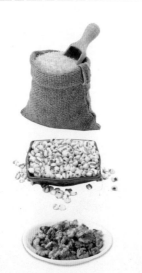

粳米

薏米

核桃仁

材料 核桃仁10克，薏米15克，粳米80克。

做法 取核桃仁洗净，捣烂如泥，加水研去渣，与薏米、粳米同煮为粥。每日1剂。

功效 此方可益气活血，通利关节，主治膝关节骨关节炎，证属气虚血瘀、阻滞关者。

猪尾骨碎补汤 偏方3

【来源】民间偏方

【材料】猪尾2条，骨碎补、鸡血藤各20克，姜片、黄酒、盐各适量。

【做法】将猪尾洗净切段；鸡血藤、骨碎补装入纱布袋内，放于砂锅中，加入清水、姜片、黄酒、盐，炖至酥烂，捡出药袋即成。每日1剂。

【功效】本品可强筋健骨、活血散瘀的作用，适用于风湿痹痛，慢性腰腿疼痛。

猪尾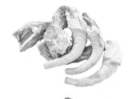

鸡血藤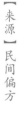

姜片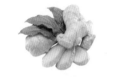

杜仲炖鹌鹑 偏方4

【来源】民间偏方

【材料】鹌鹑、杜仲、薏米、赤小豆、枸杞、生姜各适量。

【做法】将鹌鹑宰杀洗净，放入砂锅内，放入杜仲、薏米、赤小豆、枸杞、生姜、清水，煲1小时左右，加入盐。每日1剂。

【功效】适用于寒邪侵袭所致手指关节痛。

鹌鹑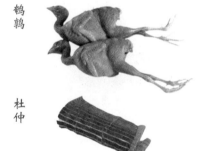

杜仲

薏米 赤小豆

苏叶茶 偏方5

【来源】民间偏方

【材料】新鲜紫苏叶适量。

【做法】将紫苏叶用清水洗净，放入杯中，用开水冲泡，代茶饮用。

【功效】能缓解疼痛和伴发的肌肉痉挛，有助于维持及恢复关节功能，适用于关节疼痛。

紫苏叶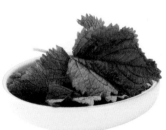

调理鼻炎 小偏方

单纯性鼻炎的主要症状有鼻塞、头痛、头昏。伴有鼻痒感，还可伴有头痛、记忆力下降等。过敏性鼻炎的典型症状有：鼻痒、喷嚏连连、清水样鼻涕流不止、间歇性鼻塞等。治疗应首先通畅鼻窍，其次，治疗过敏性鼻炎应抵抗变态反应，缓解其过敏症状。患者应忌食辛辣、性热助火的食物，以免加重病情。

菊花栀子饮 偏方1

【来源】民间验方

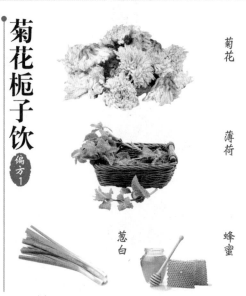

菊花

薄荷

葱白　蜂蜜

材料 菊花10克、栀子花10克、薄荷3克、葱白3克、蜂蜜适量。

做法 将上述药物用沸水冲泡，取汁加蜂蜜调匀。代茶频饮，每日1剂，连用3～5日。

功效 此方可清热解毒、泻火除烦，适用于火热炎上所致的鼻炎。

石斛粥 偏方2

【来源】民间验方

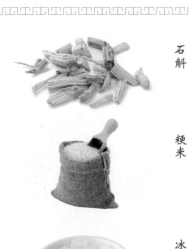

石斛

粳米

冰糖

材料 鲜石斛20克，粳米30克，冰糖适量。

做法 先将鲜石斛加水煮，去渣取汁；用药汁熬粳米成粥，加入冰糖调匀即成。早晚服食。

功效 本品具有抑菌消炎、通窍的作用，既能快速消除症状，又能治疗鼻炎。

芝麻蜂蜜粥

【来源】民间验方

偏方3

粳米

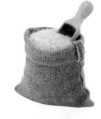

芝麻

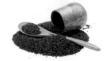

蜂蜜

【材料】芝麻50克，粳米200克，蜂蜜50克。

【做法】先将芝麻炒熟，研成细末；用慢火熬粳米，待米"开花"后，加入芝麻末和蜂蜜，熬至粥成。早晚食用。

【功效】此方可滋阴润燥，适用于干燥性鼻炎。

蜂蜜萝卜姜枣饮

【来源】民间验方

偏方4

白萝卜

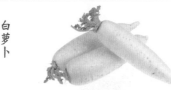

生姜

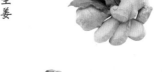

红枣　蜂蜜

【材料】白萝卜5片，生姜9克，红枣9克，蜂蜜15克。

【做法】将萝卜、生姜、红枣加水适量煎沸约30分钟，去渣，降温到60℃（温热）时加蜂蜜即可。代茶饮用，每日1剂，连用3~5日。

【功效】此方能够用于鼻干、鼻痒等不适。

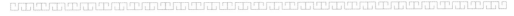

黄芪百合饮

【来源】民间验方

偏方5

黄芪

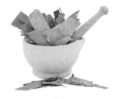

百合

红枣

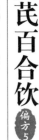

【材料】生黄芪20克，百合20克，红枣20枚。

【做法】将备好的生黄芪、百合、红枣加水煎。每天分2次服用。

【功效】发作时一般服用2~3日即见效，有预防复发的效果。如能长期坚持服用，部分患者有望治愈。

调理脱发 小偏方

脱发是指头发脱落的现象。病理性脱发是指头发异常或过度的脱落。脱发的主要症状是头发油腻，如同擦油一样，亦有焦枯发蓬，缺乏光泽，有淡黄色鳞屑固着难脱，或灰白色鳞屑飞扬，自觉瘙痒。若是男性脱发，主要是前额与头顶部，前额的发际与鬓角往上移。

核桃仁芝麻粥 偏方1

【来源】民间偏方

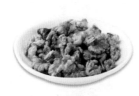
核桃仁

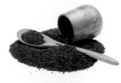
黑芝麻

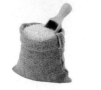
粳米

材料 核桃仁200克，黑芝麻、粳米各100克。

做法 将核桃仁及芝麻各研末，备用。粳米加水煮粥至七成熟，再加入核桃仁、芝麻各30克，煮熟可食用。每日分1～2次食用。

功效 本品有乌黑亮发的作用，适用于肝肾阴虚型脱发。

生姜片 偏方2

【来源】民间偏方

生姜

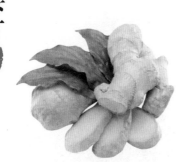

材料 生姜适量。

做法 将生姜切成片，在斑秃的地方反复擦拭。每天坚持2～3次。

功效 本品有清热解毒、祛寒、生津的作用，有利于生发。

首乌当归丸 偏方3

【来源】民间偏方

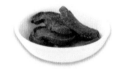
何首乌

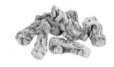
当归

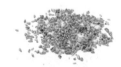
柏子仁

材料 何首乌、当归、柏子仁、炼蜜各适量。

做法 将何首乌、当归、柏子仁等分别研成细粉，加适量的炼蜜制成约9克重的蜜药丸。每次取1丸服用，1日3次。

功效 本品有温中滋补、增强抵抗力的作用，适合于养护头发。

朝天椒酒 偏方4

【来源】民间偏方

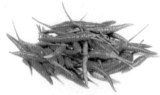
朝天椒

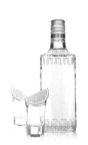
白兰地

材料 朝天椒6克，白兰地50毫升。

做法 将辣椒切成细丝，放入白兰地酒中浸泡10日，滤去渣滓。取辣椒酒涂擦患处，每日数次。

功效 本品有利于缓解气血不足，血气不盛头发自然不好，有促进生发的作用。

柚子核 偏方5

【来源】民间验方

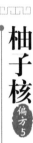

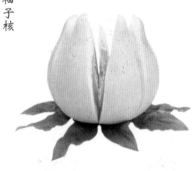
柚子核

材料 柚子核25克。

做法 柚子核用开水浸泡24小时。每天涂拭2~3次。

功效 本品具有乌发、生发的作用，有利于生发。

调理须发早白 小偏方

须发早白相当于西医的"早老性白发病"，最初头发有稀疏散在的少数白发，大多数首先出现在头皮的后部或顶部，夹杂在黑发中呈花白状。随后，白发可逐渐或突然增多，但不会全部变白。还有一部分人的白发数量在长时间内维持在一定范围内而不增加。

首乌粥 偏方1

【来源】民间验方

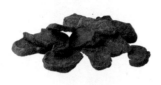

何首乌

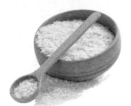

大米

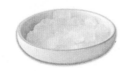

冰糖

材料 何首乌30克，大米50克，冰糖适量。

做法 将何首乌放入砂锅中水煎取浓汁后去药渣，然后放入大米和冰糖，将米煮成粥即可。

功效 养血滋阴、润肠通便，对于肝肾阴虚之腰膝酸软、须发早白、耳鸣、遗精等症有疗效。

首乌黑豆汤 偏方2

【来源】民间验方

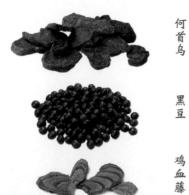

何首乌

黑豆

鸡血藤

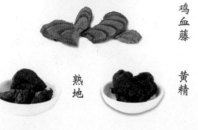

熟地

黄精

材料 何首乌、黑豆、五爪龙、鸡血藤、熟地各20克，黄精12克，桑葚子10克，甘草5克，红枣4枚。

做法 所有材料冲洗干净，加入适量清水煮至有效成分析出，每日1剂，分3次服用。

功效 养血生发、润肠通便、祛风、解毒。对于血虚之头昏目眩、心悸、失眠等症有疗效。

【来源】民间验方

补益海参

偏方3

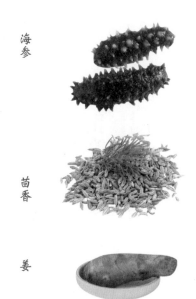

海参

茴香

姜

材料 海参15克，茴香6克，姜汁适量。

做法 将备好的海参放入温水中泡发，至其泡涨发软后捞出，用开水汆一下，捞出，放入锅中，加适量清水，放入备好的茴香，大火烧开后用小火炖至熟烂，加入姜汁搅拌均匀即成。

功效 乌发生发、补肾益精、养血润燥，对于精血亏损、虚弱劳怯、阳痿、梦遗、肠燥便秘等症有疗效。

【来源】民间验方

黑芝麻粥

偏方4

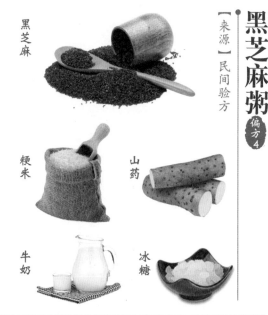

黑芝麻

粳米

山药

牛奶

冰糖

材料 黑芝麻150克，山药20克，鲜牛奶250毫升，冰糖50克，粳米100克。

做法 山药洗净去皮，切碎，黑芝麻炒焦，粳米浸泡2小时；将山药、黑芝麻、粳米、牛奶打成浆。将所有材料加入锅中，煮成粥即成。每日服2次。

功效 乌发润发，补肝肾，滋五脏，益精血，润肠燥。同时，黑芝麻还有护肤美肤的功效，可以使皮肤保持柔嫩、细致和光滑。

儿童健康成长小偏方

缓解小儿腹泻 小偏方

　　小儿腹泻也称为"泄泻"，是以大便次数增多、便质稀薄或如水样为特征的一种小儿常见病，可伴有发热、呕吐、腹痛等症状及不同程度的水、电解质、酸碱平衡紊乱。该病一年四季均有可能发生，以夏秋季节发病率为高，不同季节的泄泻，其症候表现也有所不同。2岁以下小儿发病率较高。

【来源】民间验方

山药莲子糊 偏方1

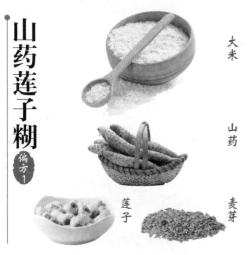

大米

山药

莲子

麦芽

材料 山药100克，莲子100克，麦芽50克，大米500克，白糖100克。

做法 将山药、莲子、麦芽、大米共磨成细粉，锅中加入适量清水，加入细粉，煮成糊状，用白糖调服，日服3次。

功效 本方具有益脾祛湿、和胃止泻、补肝益肾的功效，可治疗小儿肠胃功能紊乱、腹泻等症。

【来源】民间偏方

扁豆薏米山药粥 偏方2

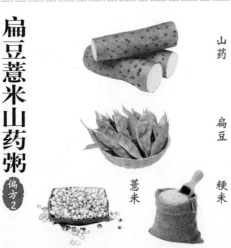

山药

扁豆

薏米

粳米

材料 扁豆50克，山药60克，薏米30克，粳米50克。

做法 将扁豆炒熟备用；锅中加入适量清水，放入薏米、山药、扁豆和粳米，煮沸后转小火续煮至熟即可。

功效 本方具有健脾和中、益气化湿、消暑的功效，可用于小儿脾虚兼湿、食少便溏等病症。

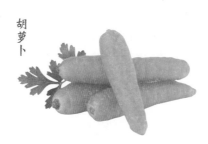

胡萝卜

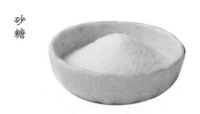

砂糖

材料 胡萝卜1个，砂糖适量。

做法 将胡萝卜洗净，切开去茎，切成小块，加水煮烂，再用纱布过滤去渣，然后加水成汤（按500克胡萝卜加1000毫升水的比例），最后加糖煮沸即可。每日2～3次，每次100～150毫升，腹泻好转后停用。

功效 胡萝卜是碱性食物，所含果胶能使大便成形，可吸附肠道致病细菌和毒素，是良好的止泻抑菌食物。

蜂蜜黄瓜

【来源】民间验方

偏方 4

黄瓜

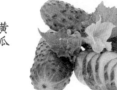
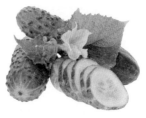
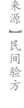

蜂蜜

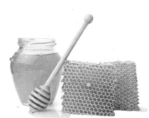

材料 黄瓜1条，蜂蜜100克。

做法 黄瓜洗净去瓤，切成条备用，锅中加入少许清水，煮沸后去掉多余的水，趁热加入蜂蜜100克，调匀至沸即成。日服2～3次，适量服用。

功效 本方具有清暑泻热、健脾止泻的功效，可治疗小儿夏季发热泄泻症。

缓解小儿厌食 小偏方

厌食是小儿时期的一种常见病症，是指长期的食欲减退或消失，以食量减少为主要症状，是一种慢性消化功能紊乱综合征，以1~6岁小儿多见，且有逐年上升趋势。严重者可导致营养不良、贫血、佝偻病及免疫力低下，出现反复呼吸道感染，对儿童生长发育、营养状态和智力发展也有不同程度的影响。

神曲粥 偏方1

【来源】民间验方

神曲

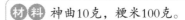

粳米

材料 神曲10克，粳米100克。

做法 先将神曲用纱布包扎好，放入锅中，加入适量清水煎取药汁后，去渣，加入粳米，煮沸后转小火煮至粥熟即可。

功效 本方具有健脾消食、理气化湿、解表的功效，对于缓解小儿厌食有一定的疗效。

白扁豆汤 偏方2

【来源】民间验方

扁豆

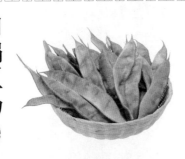

白糖

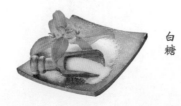

材料 扁豆30克，白糖适量。

做法 锅中注入适量清水，放入洗净的白扁豆，煮沸后转小火续煮半小时，取汁，调入白糖服用，每日1剂，2次分服。

功效 本方具有补脾益胃、和中化湿、消暑解毒的功效，还用于小儿疳积、厌食等症。

枣金散 偏方3

【来源】民间验方

鸡内金

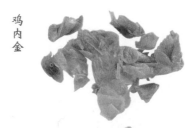

红枣

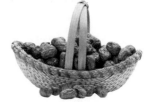

材料 炒鸡内金500克，红枣500克。

做法 红枣去核，焙干，研成细粉，和炒鸡内金一起共磨为细粉末，过"120目"的箩后备用，每次服6～9克，每日2～3次。

功效 本方可补脾和胃、培补后天、增进食欲、改善体质。主治小儿脾胃虚弱、消化不良或厌食。

蚕豆红糖水 偏方4

【来源】民间验方

蚕豆

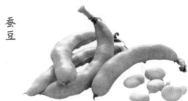

红糖

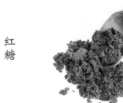

材料 蚕豆500克，红糖适量。

做法 将蚕豆用水浸泡后，去壳晒干，磨粉（或磨浆过滤后，晒干）即成。每服30～60克，加红糖适量，冲入热水搅匀食用。

功效 本方具有和胃健脾、消食导滞的功效，适用于脾胃不健、消化不良等所致的小儿厌食。

南瓜饭 偏方5

【来源】民间偏方

大米

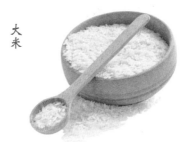

南瓜

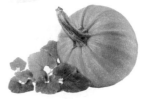

材料 大米500克，南瓜半个，盐、植物油各适量。

做法 将大米淘净，加水煮至七八成熟时，滤起，南瓜去皮洗净后切块，加油、盐炒过后，将大米倒于南瓜上，慢火蒸熟即可。

功效 本方具有补中益气、清热解毒、润肠通便的功效，适用于脾虚气弱、营养不良、厌食等症。

缓解小儿呕吐 小偏方

　　小儿的胃部调节功能不成熟，而且容易处于呕吐的状态，受到轻微的刺激就会呕吐。如果患有急性肠胃炎、髓膜炎，也会出现呕吐症状。小儿发生呕吐时一定要注意，严重呕吐可导致呼吸暂停，发绀；如果不小心吸入肺，会引起吸入性肺炎，严重的甚至会导致死亡。

【来源】民间验方

萝卜蜂蜜膏 偏方1

白萝卜

蜂蜜

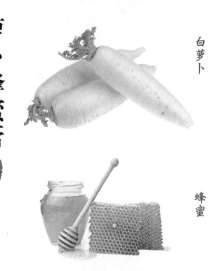

（材料）白萝卜500克，蜂蜜150克。

（做法）将萝卜洗净，切成丁，放在沸水内煮沸即捞出，把水控干，晾晒半日，再放入锅内，加入蜂蜜，以小火煮沸，调匀，待冷却后装瓶备用。一般饭后食用。

（功效）本方具有下气消食、除疾润肺、解毒生津、利尿通便的功效，适用于小儿伤食呕吐等症。

【来源】民间验方

橘皮粳米粥 偏方2

粳米

橘皮

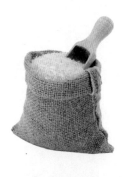

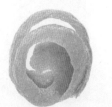

（材料）橘皮5克，粳米50克。

（做法）将橘皮晒干，碾为细末，用粳米加水入砂锅内，煮为稀粥，入橘皮末稍煮片刻，待粥稠停火，每日早晚温热服食，5日为1个疗程。

（功效）本方具有理气调中、燥湿化痰的功效，可用于治疗小儿脾胃气滞、脘腹胀满、呕吐等症。

缓解小儿遗尿 小偏方

儿童一般在3~4岁开始控制排尿，如果在5~6岁以后还经常性尿床，如每周二次以上并持续达6个月，医学上就称之为"遗尿症"。在我国男孩子比女孩患此病的概率高。养成良好的作息制度和卫生习惯，避免过劳，掌握尿床时间和规律，夜间用闹钟唤醒患儿起床排尿1~2次，这些都可以帮助儿童走出遗尿的阴影。

益智仁炖猪肚 偏方1

【来源】民间验方

材料 鲜猪肚1只，益智仁9克。

做法 把猪肚切开洗净，将益智仁放入猪肚内，炖熟后把猪肚和益智仁全都吃下，一日1次，连服3日可见效。

功效 本方具有温肾、固精、缩尿的功效，主治肾气虚寒之小便频数、遗尿等症。

猪肚

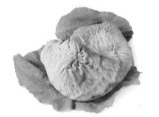

益智仁

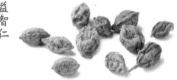

黑豆糯米饭 偏方2

【来源】民间验方

材料 黑豆30克，糯米100克，红糖20克，花生油10克。

做法 将黑豆洗净浸透备用，糯米洗净滤干水，用花生油炒糯米至有黏性则下黑豆，加水适量，小火焖熟，加入红糖拌匀即可食用。

功效 糯米、黑豆具有健脾养胃的功效，糯米还有收涩作用，对尿频有较好的食疗效果。

黑豆

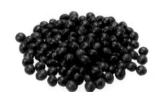

糯米

红糖

缓解小儿鹅口疮 小偏方

鹅口疮又名雪口病、白念菌病，由真菌感染引发，是儿童口腔的一种常见疾病。其临床表现主要是在口腔黏膜表面形成白色斑膜，多见于2岁以内婴幼儿。宝宝会因疼痛而拒绝吃奶，造成食量减少、体重增长缓慢。白色念珠菌有时也可在健康人群口腔中发现，但并不致病，当婴儿营养不良或身体衰弱时才会发病。

西洋参莲子冰糖饮 偏方1

【来源】民间偏方

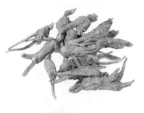 西洋参

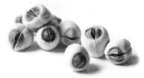 莲子

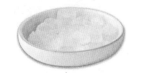 冰糖

材料 西洋参3克，莲子（去心）12枚，冰糖25克。

做法 西洋参切片与莲子放入小碗加水泡发，再加冰糖隔水蒸1小时。喝汤吃莲子，留西洋参次日可再加莲子、冰糖同法蒸食。

功效 本方具有补气养阴、清热生津的功效，适宜虚火上浮型的鹅口疮患儿食用。

黄连金银花汤 偏方2

【来源】民间偏方

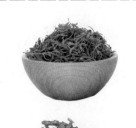 金银花

黄连

 牛奶

材料 黄连3克，金银花6克，牛奶30毫升。

做法 将黄连、金银花分别用清水洗净，锅中加入适量清水，放入黄连、金银花，水煎3次，取液50毫升，加牛奶拌匀即可。

功效 本方具有清热燥湿、泻火解毒、润肠通便之功效，可用于治疗小儿鹅口疮。

绿豆鸡蛋饮 偏方3

【来源】民间验方

鸡蛋

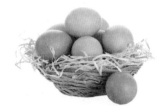

绿豆

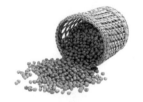

材料 鸡蛋1个，绿豆30克。

做法 将鸡蛋打入碗中调成糊状；绿豆用冷水浸泡10～20分钟，煮沸约5分钟，取绿豆汤冲入鸡蛋糊内，成蛋花状服之，每日早晚各1次。

功效 本方具有清热解毒、消肿止痛、利尿祛痘的作用，可用于治疗小儿鹅口疮。

细辛敷贴 偏方4

【来源】民间验方

细辛

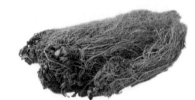

材料 细辛3克。

做法 将细辛研为细末，置患儿肚脐内，以平脐为度，用胶布覆盖固定，2日后去掉。

功效 本方具有解表散寒、祛风止痛、通窍、温肺化饮的功效，可用于治疗小儿鹅口疮。

红糖方 偏方5

【来源】民间验方

红糖

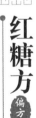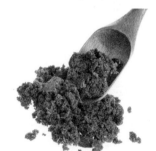

材料 红糖适量。

做法 用棉签蘸适量红糖轻轻搽于口腔患处，随蘸随涂，每日数次，可连续使用直至痊愈。

功效 本方具有益气补血、健脾暖胃、缓中止痛、活血化瘀的作用，可用于治疗小儿鹅口疮。

缓解小儿流涎 小偏方

　　小儿流涎也就是流口水，是指口中唾液不自觉地从口内流溢出的一种病症。一岁以下的婴幼儿，因口腔容积小，唾液分泌量大，加之出牙对牙龈的刺激，大多都会流口水。但随着孩子的生长发育，大约在1岁左右，流口水的现象就会逐渐消失。如果宝宝一岁多，快到两岁了还在流口水，就要引起注意了。

肉桂敷贴 偏方1

【来源】民间验方

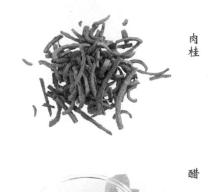

肉桂

醋

材料　肉桂10克，食醋少许。

做法　将肉桂研末，用醋调至糊饼状，贴敷于两足涌泉穴（位于足前部凹陷处第2、第3趾趾缝纹头端与足跟连线的前1/3处），每晚睡前敷药，翌日取下，连敷3~5次。

功效　本品具有补元阳、暖脾胃、除积冷、通血脉的功效，可用于治疗小儿流涎。

薏米山楂汤 偏方2

【来源】民间验方

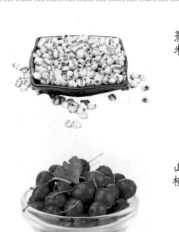

薏米

山楂

材料　薏米30克，山楂6克。

做法　将薏米泡发洗净，山楂洗净，同入锅煎汁，文火煮30分钟，浓缩汤汁，每日分3次空腹服用，连用5日为1个疗程。

功效　本方具有利水、健脾、除痹、清热排脓的功效，可用于治疗小儿流涎。

茯苓益智仁粥 偏方3

【来源】民间验方

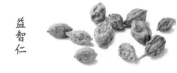

益智仁

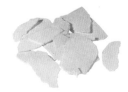

白茯苓

糯米

材料 益智仁、白茯苓50克，糯米50克。

做法 将益智仁和白茯苓研为细末，再用糯米煮粥，然后调入药末，稍煮片刻，待粥稠即可。每日早晚2次，温热服，连用5~7日。

功效 本方具有益脾、暖肾、固气的功效，对于小儿流涎及小儿遗尿等症有食疗作用。

白术甘草茶 偏方4

【来源】民间验方

绿茶

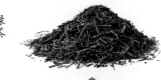

白术

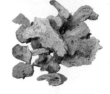

甘草

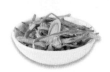

材料 绿茶2克，白术12克，甘草3克。

做法 将白术、甘草用清水洗净，然后入锅加水600毫升，煮沸10分钟，加入绿茶，分3次温服，复泡再饮，每日1剂。

功效 本方具有补脾、益胃、燥湿、和中的功效，可用于治疗小儿流涎。

益智仁茯苓粥 偏方5

【来源】民间验方

大米

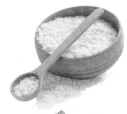

益智仁

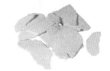

白茯苓

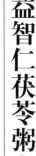
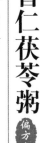

材料 益智仁30克，白茯苓30克，大米50克。

做法 益智仁同白茯苓烘干后，一并研为末；大米淘净后煮成稀薄粥，待粥将熟时，每次调入药粉3~5克，稍煮即可。

功效 本方具有健脾和胃、暖肾固气、渗湿利水的功效，适用于小儿遗尿，也可用于小儿流涎。

缓解小儿感冒 小偏方

　　小儿感冒有风寒型感冒、风热型感冒和暑湿型感冒三种。小儿感冒不同于成年人，除了治疗之外，应该以预防为主，可经常带小朋友去参加户外活动和体育锻炼，增强体质，同时也应该注意衣服的适时增减，还需要按时接种流感疫苗，减少疾病对小朋友们的危害。

姜糖水 偏方1

【来源】民间偏方

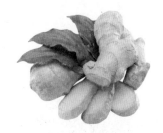

生姜

红糖

材料 生姜5克，红糖适量。

做法 将生姜洗净去皮、切片，锅中加入适量清水，放入生姜片，煮10分钟后，加入红糖调匀至其完全溶化。每日1~2次。

功效 本方具有发散风寒、开胃健脾的作用，适用于风寒感冒所引起的流清鼻涕。

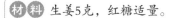

葱白生姜敷贴 偏方2

【来源】民间验方

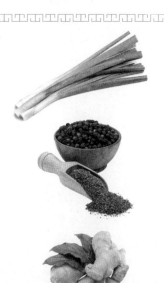

葱白

胡椒

生姜

材料 葱白30克，生姜1片，胡椒5粒。

做法 将以上药材共同捣碎，装入干净纱布袋里，置于患儿肚脐上，同时饮服适量温白开水，以助驱寒发汗。发汗后，取掉药袋即可。

功效 本方具有发散风寒、开胃健脾、促进食欲、增强人体免疫力的功效，可用于治疗风寒感冒引起的流涕。

麻黄苏叶敷贴 偏方3

【来源】民间验方

材料 麻黄、紫苏叶、葱白、白芷各20克，生姜30克。

做法 将麻黄、苏叶、葱白分别清洗干净，沥干水分，放入容器内捣如泥；生姜打成姜汁。白芷研磨成粉与以上药材拌匀，用姜汁调匀后，敷于肚脐，用胶布固定，有汗发出时取下。

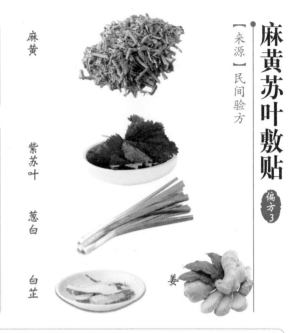

麻黄

紫苏叶

葱白

白芷

姜

功效 本方具有疏风解表、发散风寒的功效，适用于风寒感冒引起的流涕。

金银花菊花茶 偏方4

【来源】民间验方

材料 金银花3克，菊花3克，薄荷5克，蜂蜜适量。

做法 将金银花、菊花、薄荷分别用清水洗净，然后放入锅中加入适量清水，煎汁10分钟，至有效成分析出，去渣加入蜂蜜，搅拌均匀即可饮用，可代茶饮。

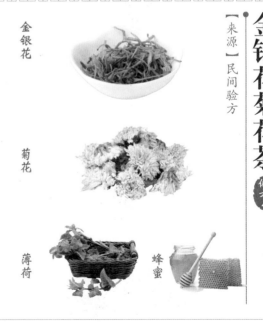

金银花

菊花

薄荷

蜂蜜

功效 本方能宣散风热、清解血毒、清新怡神、增进食欲、帮助消化，可用于治疗风热感冒引起的流浓涕。

缓解小儿百日咳 小偏方

百日咳是小儿常见的急性呼吸道传染病，百日咳病初起时症状很像感冒，有低烧，咳嗽吐痰，以后咳嗽逐渐变成阵发性，咳嗽时涕泪齐流，可伴随呕吐，常会发出像鸡叫的尾音，直到咳出黏痰为止。每日发作几次到几十次，晚间尤重，影响睡眠，眼泡水肿，不咳时患儿饮食、游戏如常。

橄榄核糖水 偏方1

【来源】民间验方

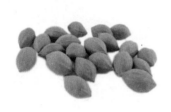

鲜橄榄核

冰糖

材料 鲜橄榄核2个，冰糖适量。

做法 将鲜橄榄核打碎，锅中加入适量清水，放入橄榄核，煎至出味，去渣加入冰糖拌匀至完全溶化，趁热服用。

功效 本方具有清热化痰、肃肺降逆、疏风降气、养阴补肺的功效，适合于百日咳患儿。

马齿苋百部汤 偏方2

【来源】民间验方

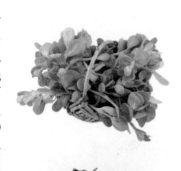

马齿苋

百部

材料 鲜马齿苋150克，百部6克。

做法 将以上药材入锅加水，煮2次，合并2次药液，再水煎浓缩至150毫升，分3次口服，每日1剂。

功效 本方具有润肺止咳、清热利湿、解毒消肿、消炎止渴的功效，适合于百日咳患儿。

百部杏仁汤 偏方3

【来源】民间验方

百部

桑白皮

杏仁

冰糖

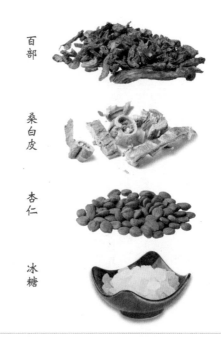

材料 百部、桑白皮、杏仁各6克，冰糖10克。

做法 将百部、桑白皮、杏仁分别用清水洗净，然后入锅加适量清水煎汁至有效成分析出，煮好后去渣取汁，加入冰糖，搅拌至冰糖溶化即可，每日1剂，分3次服用。

功效 本方具有润肺止咳、平喘祛痰、润肠通便的功效，适合百日咳患儿食用。

红枣胡萝卜饮 偏方4

【来源】民间验方

红枣

胡萝卜

枸杞

白糖

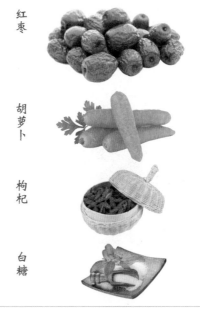

材料 红枣12枚，胡萝卜120克，枸杞、白糖各适量。

做法 将红枣、枸杞洗净，胡萝卜洗净切块，放入热水锅中煎水，取汁液，药液可加入白糖，代茶频频饮之，连服十余剂。

功效 本方具有益心润肺、合脾健胃、益气生津、补血养颜的功效，适合小儿百日咳恢复期饮用。

缓解小儿夜啼 小偏方

夜啼是婴儿时期常见的一种睡眠障碍。婴儿白天能安静入睡，入夜则啼哭不安，时哭时止，或每夜定时啼哭，甚则通宵达旦，称为夜啼。中医认为本病主要因脾寒、心热、惊恐所致，寒则痛而啼，热则烦而啼，惊则神不安而啼，是以寒、热、惊为本病之主要病因病机。多见于新生儿及6个月内的小婴儿。

【来源】民间验方

灯心草炖雪梨 偏方1

灯心草

雪梨

冰糖

材料 灯心草3克，雪梨1个，冰糖10克。

做法 将雪梨洗净，去皮、核，切块，锅内加适量水，放入灯心草，文火煎沸20分钟，加入雪梨块、冰糖，再煮沸即成。

功效 本方具有清心降火、利尿通淋、养血生肌的功效，适用于小儿夜啼。

【来源】民间验方

姜葱花椒泥 偏方2

花椒

干姜

大葱

材料 花椒15克，干姜30克，大葱1根，白酒适量。

做法 将3味同捣如泥，把锅烧热，3味同炒，边炒边浇酒。炒熟后用毛巾将药包裹上，待温度适宜时，熨敷患儿腹部，每晚1次。

功效 本方具有温中散寒、健胃除湿、止痛杀虫、解毒理气的功效，对小儿夜啼有效。

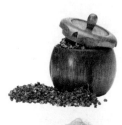

山药对虾粥

偏方3

【来源】民间验方

材料 山药30克，对虾1~2个，粳米50克，盐适量。

做法 将粳米洗净，山药去皮，洗净，切成小块。对虾择好洗净，切成两半备用。锅内加水，加入粳米，烧开后加入山药块，用文火煮成粥，待粥将熟时，放入对虾段，加入盐即可。

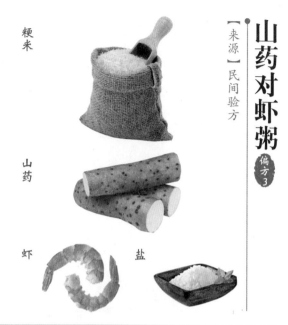

粳米

山药

虾　　盐

功效 本方有健脾养胃、养血固精、安神之效，适宜夜啼患儿食用，对缺钙小儿也有很好的补钙作用。

天麻炖鹧鸪

偏方4

【来源】民间验方

材料 天麻片10克，鹧鸪2只，生姜3克，盐适量。

做法 将天麻洗净；生姜去皮，洗净，切片；鹧鸪宰杀后去毛及内脏，洗净，斩件。将天麻片、姜片和鹧鸪放入炖锅中，加适量清水，以大火煮沸，再改用小火炖至肉熟烂。加入盐调味即可。

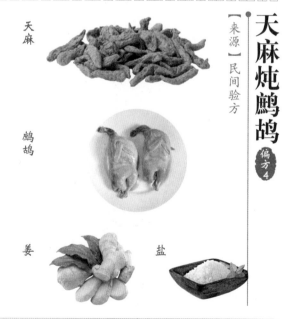

天麻

鹧鸪

姜　　盐

功效 本方具有息风定惊、镇静、镇痛、抗惊厥的功效，可改善小儿惊风、神昏高热、夜啼等症。

女性调理保健小偏方

更年期调理 小偏方

　　更年期是特指女性卵巢功能从旺盛状态逐渐衰退到完全消失的一个过渡时期，包括绝经和绝经前后的一段时间。一般在45~55岁，历时长短不一。在此阶段，女性会因为机体衰老引起一系列身体不适，如发热、月经紊乱、烦躁易怒、心悸失眠、潮热出汗、情绪失常、神疲乏力等，统称为更年期综合征。

【来源】民间验方

生地黄精粥 偏方1

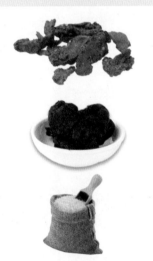

生地

黄精

粳米

材料 生地、制黄精、粳米各30克。

做法 生地、制黄精洗净放入锅中，加水适量，小火煎，去渣取汁，用药汁与粳米一起熬成粥食用，每日1次。

功效 本方具有清热凉血、益阴生津之功效，适用于头目昏眩、心烦易怒、面色晦暗、手足心热等。

【来源】民间验方

合欢花粥 偏方2

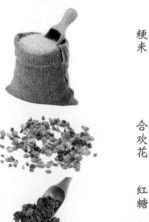

粳米

合欢花

红糖

材料 合欢花（干品）30克，粳米50克，红糖适量。

做法 将合欢花、粳米、红糖同放入锅中，加水500毫升，用文火煮至粥熟即可。每晚睡前1小时空腹温热食用。

功效 本方具有安神解郁、利水消肿的功效，适用于更年期易怒忧郁、虚烦不安、健忘失眠等症。

红枣银耳羹 偏方 3

【来源】民间偏方

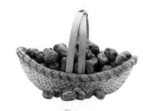

红枣

【材料】红枣60克，银耳20克，白糖适量。

银耳

【做法】将红枣洗净，去核；银耳用泡发洗净，撕片。砂锅内加水适量，放入红枣，大火烧沸，改用小火煮10分钟，加入银耳片，再煮3分钟，调入白糖即成。每日1剂。

白糖

【功效】本方具有滋阴润燥、宁心安神的功效。

浮小麦甘草粥 偏方 4

【来源】民间验方

浮小麦

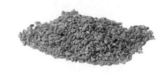

【材料】浮小麦100克，炙甘草10克，红枣15克。

【做法】炙甘草、小麦、红枣同煮，武火煮沸后用文火煨至小麦烂熟成粥状。每天早、晚各空腹食1碗。

甘草

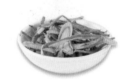

【功效】本方具有宁心、安神、敛汗的功效，适于更年期综合征的女性食用。

红枣

百合枣仁汤 偏方 5

【来源】民间验方

百合

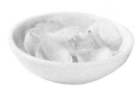

【材料】鲜百合50克，酸枣仁15克。

【做法】锅中加入适量清水，放入酸枣仁，煎汁，取汁去渣，将百合与药汁同煎，每天1剂，食百合饮汤。

酸枣仁

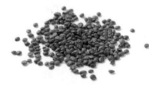

【功效】本方具有养心安神、滋阴润肺的功效，适用于女性肝气郁结型更年期心烦、失眠等症。

调理不孕 小偏方

　　女子不孕分为原发不孕和继发不孕。有正常性生活、配偶生殖功能正常，未避孕而不受孕者，为原发性不孕；如果曾一度怀孕，但此后就未能受孕为继发性不孕。女性不孕的原因有生殖道堵塞、生殖道炎症、卵巢功能不全和免疫因素等。此外营养缺乏、内分泌紊乱等，也会影响卵巢功能和子宫内环境而致不孕。

红花鸡蛋 偏方1

【来源】民间验方

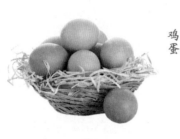

鸡蛋

藏红花

材料 鸡蛋1个，藏红花1.5克。

做法 取1个鸡蛋，在鸡蛋的顶端打一个小孔，放入藏红花1.5克，轻轻晃动搅匀，用面封好小孔，入锅隔水蒸熟，月经后1天开始食用，每天1次。

功效 本方具有滋补活血的功效，适用于子宫发育不良所致不孕者。

鹿角胶粥 偏方2

【来源】民间验方

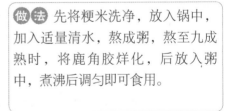

鹿角胶

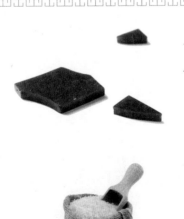

粳米

材料 鹿角胶15~20克，粳米100克。

做法 先将粳米洗净，放入锅中，加入适量清水，熬成粥，熬至九成熟时，将鹿角胶烊化，后放入粥中，煮沸后调匀即可食用。

功效 本方具有补肾壮阳、填精和胃的功效，适用于肾阳不足而致的女子痛经、月经不调以及"宫寒"所致的不孕、不育。

当归羊肉汤 偏方3

【来源】民间验方

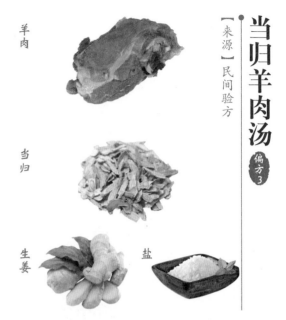

羊肉

当归

生姜　盐

材料 当归20克，生姜10克，羊肉500克，盐适量。

做法 将羊肉洗净，切成4厘米见方块，先用沸水焯一下，以去腥膻。清水500毫升，加当归、生姜，煎取药汁约200毫升，去渣，备用。羊肉入锅，加适量水，文火煮，肉烂熟，加入药汁，兑匀，并加盐调味，稍沸即可食用。

功效 本方具有温阳补血、益肾调经的功效，适用于肾阳虚亏、精血不足、月经不调而致的不孕、不育。

黄精瘦肉汤 偏方4

【来源】民间验方

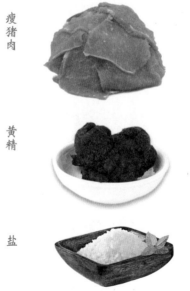

瘦猪肉

黄精

盐

材料 黄精30克，瘦猪肉250克，葱、姜、盐、料酒各适量。

做法 先将猪肉洗净，沥干水分，切成4厘米见方块，入沸水中加入适量料酒余水，去腥捞出备用。将猪肉、黄精加适量的葱、姜、盐调味，放入炖盅内，隔水炖熟，可食黄精、猪肉及汤。

功效 本方具有补气养血、滋阴补元的功效，适用于肝肾精血不足、月经稀少的不孕、不育等症女性食用。

调理带下 小偏方

"带下"俗称"白带带下"，色白无臭味，这是正常的生理现象。"带下病"是指带下绵绵不断、量多腥臭、色泽异常，并伴有全身症状者。中医认为本病主要由于湿邪影响任、带二脉，以致带脉失约、任脉不应所形成。

扁豆止带方

【来源】民间验方

偏方1

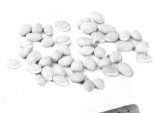
白扁豆

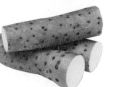
淮山药

红糖

材料 白扁豆30克，淮山药30克，红糖适量。

做法 将淮山药洗净去皮。白扁豆洗净沥干水分，与淮山药一起放入锅中，加入适量清水，共煮至熟，加适量红糖，每日服2次。

功效 本方可健脾化湿、和中消暑，适用于带下病，症见带下色白或淡黄、质黏稠、无臭气、绵绵不断。

马齿苋汁炖鸡蛋

【来源】民间验方

偏方2

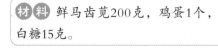

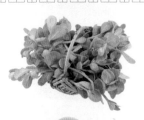
马齿苋

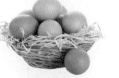
鸡蛋

白糖

材料 鲜马齿苋200克，鸡蛋1个，白糖15克。

做法 马齿苋洗净，去根，冷开水浸洗片刻，搅烂取汁；鸡蛋打破，加白糖及鲜马齿苋汁搅匀，隔水炖熟即成。每日1次，可连食2~3日。

功效 马齿苋酸、寒，有清热利湿止带之效，适用于湿热下注所致之带下者。

鸡肉白果方 _{偏方3}

【来源】民间偏方

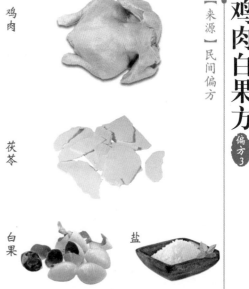

鸡肉

茯苓

白果　盐

材料 鸡肉200克，白果10克，茯苓15克，盐适量。

做法 将鸡肉洗净沥干水分，白果去皮备用，茯苓用清水冲洗。将茯苓与鸡肉、白果放入锅中，加入适量清水，煮至肉烂，去药渣，放适量盐调味，饮汤食肉。每日1剂。

功效 本方适用于带下病，症见带下色白或淡黄、质黏稠、无臭气、绵绵不断。

白果薏米猪肚汤 _{偏方4}

【来源】民间偏方

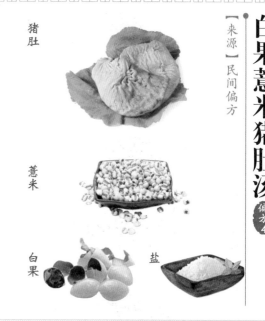

猪肚

薏米

白果　盐

材料 白果20粒，薏米30克，猪肚2个，盐适量。

做法 白果去外壳，洗净；薏米去杂质后洗净；猪小肚洗净备用。将上三味食材放砂锅内加清水5小碗武火煮沸后，文火熬至2小碗，加盐调味即成。饮汤食白果、猪肚等。每日分2次食完，可连食2~3日。

功效 白果甘、苦、涩、平，有小毒，功能除湿，收敛止带，薏米甘、平，长于渗湿利水；猪小肚健脾利尿。三味合用，有健脾除湿止带之效，适用于脾虚带下者。

调理闭经 小偏方

女子年逾18周岁，月经尚未来潮，或月经来潮后又中断6个月以上者，称为"闭经"。闭经与月经不调一样，也属于妇科常见疾病。中医认为是由于肝肾不足、气血亏虚、血脉失通所致。闭经有虚实之分，虚者多因气血不足和肾虚，实者多由寒凝、气滞和血瘀。

当归鸡蛋汤 偏方1

【来源】民间验方

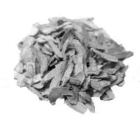

当归

鸡蛋

材料 当归9克，鸡蛋2个。

做法 当归洗净，切成片状，与鸡蛋同入瓦煲中，加水3碗同煮，待蛋熟后去壳，用针在蛋周围刺10多个孔，放入煲中再煮15~20分钟即可。

功效 本方具有益气补血、调经养颜的功效，适用于妇女血虚气滞型闭经。

山楂红糖茶 偏方2

【来源】民间验方

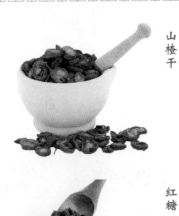

山楂干

红糖

材料 山楂干30克，红糖适量。

做法 山楂洗净。锅中注入适量清水，放入山楂，煮至沸续煮15分钟，再加入红糖，煮至红糖溶化即可。每日1剂，连服数剂。

功效 本方具有活血通经、疏肝理气的功效，适用于妇女气滞血瘀型闭经。

墨鱼香菇粥 偏方3

【来源】民间验方

（材）（料）干墨鱼1只，水发香菇50克，粳米100克，盐适量。

（做）（法）干墨鱼去骨，温水浸泡发涨，洗净切丝；香菇切丝备用。粳米淘洗干净，下锅，加入水、墨鱼、香菇熬至熟烂，最后调入盐调味即可。

（功）（效）本方具有补益精气、通调月经、收敛止血的功效。适用于闭经、白带增多、面色无华等症。

粳米

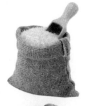

香菇

干墨鱼

牛膝炖猪蹄 偏方4

【来源】民间偏方

（材）（料）川牛膝15克，猪蹄2只，黄酒80毫升。

（做）（法）猪蹄刮净去毛切块，与牛膝一起放入炖盅内，加入黄酒，加水500毫升，隔水炖至猪蹄熟烂，加盐调味即成。去牛膝，食猪蹄肉和汤。

（功）（效）本方具有活血通经、美肤的功效，本方适用于妇女气滞血瘀型闭经。

川牛膝

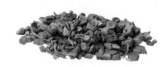

猪蹄

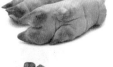

黄酒

乌鸡丝瓜汤 偏方5

【来源】民间偏方

（材）（料）乌鸡肉150克，丝瓜100克，鸡内金15克，盐适量。

（做）（法）将乌鸡肉洗净切块，丝瓜洗净，去皮切条。所有食材一起入锅，炖成汤，最后加盐调味即可食用。

（功）（效）本方具有滋阴补血、清凉利尿的功效，适用于血虚所致闭经者食用。

乌鸡肉

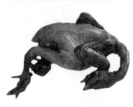

丝瓜

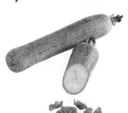

鸡内金

调理月经不调 小偏方

　　月经不调是一种常见的妇科疾病，表现为月经周期或出血量的异常，或是月经前、经期时的腹痛及全身症状。月经不调在于气血失于调节，其病因多由于肝气郁滞或者肾气虚衰所致。

【来源】民间验方

米醋豆腐 偏方1

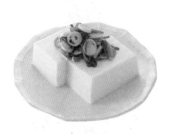

豆腐

米醋

材料 米醋200毫升，豆腐250克。

做法 将豆腐洗净后切成小块，装入小锅中，放入米醋，以文火炖，煮熟。饭前食用。

功效 本方具有调经活血的功效，适用于血瘀所致月经不调。

【来源】民间验方

黑木耳红枣茶 偏方2

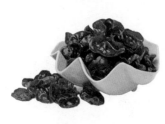

黑木耳

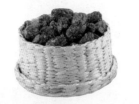

红枣

材料 黑木耳30克，红枣20枚。

做法 将黑木耳、红枣分别洗净，放入锅中加适量清水，共煮汤食用。每日1次，连服7天。

功效 本方具有补中益气、养血止血的功效，适用于气虚型月经不调、月经过多。

【来源】民间验方

浓茶红糖饮 偏方3

材料 茶叶、红糖各适量。

做法 茶叶洗净后放入杯中，用开水冲泡成浓茶，去渣后放红糖，调匀溶化后饮用即可，每日1次。

功效 本方具有益气补血、健脾暖胃、缓中止痛、活血化瘀的功效，适用于月经不调、月经先期量多。

茶叶

红糖

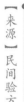
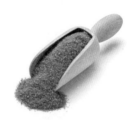

【来源】民间验方

当归鸡蛋红糖水 偏方4

材料 当归5克，鸡蛋2个，红糖100克。

做法 将鸡蛋煮熟，剥去壳，与当归、红糖一起入锅，加入适量清水炖30分钟，即可食用。每周建议食用1～2次。

功效 本方具有补血和血、调经止痛、润燥滑肠的功效，适于身体虚弱、月经不调的女性食用。

红糖

当归

鸡蛋

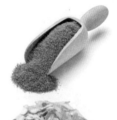

【来源】民间验方

红枣益母草汤 偏方5

材料 红枣20枚，益母草10克，红糖10克。

做法 将红枣、益母草分别洗净后放入锅中，加入适量清水，放入红糖，共炖饮汤。每日早晚各1次。

功效 本方具有温经养血、祛瘀止痛的功效，适用于经期受寒或贫血等造成的月经不调、疼痛、腰酸。

红枣

益母草

红糖

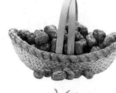
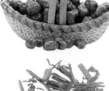

调理痛经 小偏方

痛经是指女性在经期或行经期前后出现下腹部疼痛，常伴有坠胀、恶心、呕吐、腹泻、腰酸痛及其他不适，严重的可出现面色苍白、手脚冰冷、冷汗淋漓等症状，影响工作及生活。中医认为本病为邪气内伏或精血素亏所致。

【来源】民间验方

山楂红糖饮 偏方1

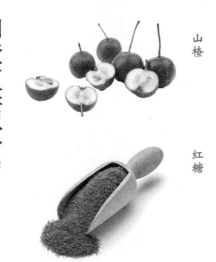

山楂

红糖

材料 生山楂肉50克，红糖30克。

做法 将山楂水洗净，沥干水分，放入锅中加少量清水煎，去渣取汁，冲入红糖，搅匀趁热服用。可代茶饮。

功效 本方具有缓中止痛、活血化瘀、益气补血的功效，适于月经不调、痛经等症的女性饮用。

【来源】民间验方

艾叶红花饮 偏方2

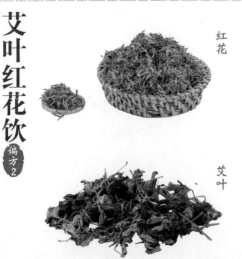

红花

艾叶

材料 红花3克，生艾叶10克。

做法 将生艾叶洗净，放入杯中，加入红花，冲入开水300毫升，盖上杯盖，闷20~30分钟，徐徐服下。一般在经来前1天或来经时服用2剂。

功效 本方具有温经止血、散寒止痛、降湿杀虫的功效，适用于月经不调、痛经。

【材料】 干姜、红枣、红糖各30克。

【做法】 将干姜、红枣分别用清水冲洗一下，干姜切片，红枣去核，放入锅中加水适量，放入红糖煎。喝汤吃红枣。

【功效】 本方具有温经散寒、益气补血、健脾暖胃、缓中止痛的功效，适用于寒性痛经及黄褐斑。

干姜

红枣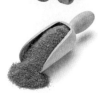

红糖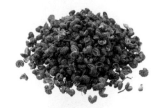

【来源】民间验方

姜枣红糖水 偏方3

【材料】 生姜25克，红枣30克，花椒100克。

【做法】 将生姜去皮洗净切片，红枣洗净去核，与花椒一起装入瓦煲中，加水1碗半，用文火煎剩大半碗，去渣留汤饮用，每日1剂。

【功效】 本方具有温中止痛、健胃除湿、解毒理气的功效，适用于寒性痛经。

花椒

红枣

生姜

【来源】民间验方

姜枣花椒汤 偏方4

【材料】 炒艾叶9克，红糖10克。

【做法】 将炒艾叶用开水煮沸，放入红糖后继续煎数沸。温服即可。

【功效】 本方具有温经止痛、散寒止痛、降湿杀虫的功效，适于小腹冷痛型痛经的女性服用。

红糖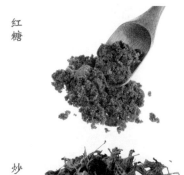

炒艾叶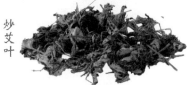

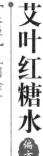

【来源】民间验方

艾叶红糖水 偏方5

调理乳腺炎 小偏方

乳腺炎是指乳房部位发生的一种急性化脓性疾病，多发生于产后3～4周的妇女，尤其是初产妇多见。故又称为"产褥期乳腺炎"。初期患者有发热恶寒，患侧乳房红、肿、热、痛；多因乳头破裂，本病为产后情致不舒，肝气郁结，乳络不通，郁而化热，瘀而成痈。

鲜橙汁冲米酒 偏方1

【来源】民间验方

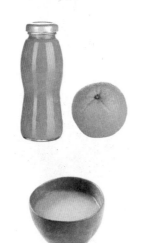

鲜橙汁

米酒

（材料）鲜橙汁80毫升，米酒15毫升。

（做法）取1个碗，倒入鲜橙汁（橙汁最好是现榨的，比较新鲜，口感较好），将米酒倒入小碗中，用勺子搅匀即可服用。每日2次。

（功效）本方具有生津止渴、和胃健脾、消炎杀菌的功效，适用于妇女急性乳腺炎早期，症见妇女乳汁排出不畅、乳房红肿、硬结疼痛等。

藕节煮水 偏方2

【来源】民间验方

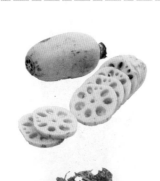

藕节

蒲公英

（材料）藕节50克，蒲公英40克。

（做法）将藕节、蒲公英花分别用清水冲洗一下，去除杂质，放入锅中，加水煎，去渣取汁。过滤取两次药液，混匀后即可服用。每日1剂，分3次温服，连服3～5日。

（功效）本方具有清热、凉血、消炎的功效，适用于急性乳腺炎、乳腺增生。

金银花绿豆粥

【来源】民间验方

偏方3

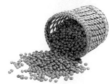

金银花

绿豆

大米

材料 金银花10克，绿豆50克，大米100克。

做法 将绿豆泡发2小时，金银花加1000毫升清水熬30分钟，捞出金银花。倒入大米和绿豆熬成粥。每日1~2次，连吃3~4天。

功效 本品具有止血、消炎、清热、利湿的功效，对促进乳腺炎痊愈、缓解乳腺疼痛有效。

蒲公英金银花粥

【来源】民间验方

偏方4

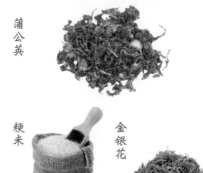

蒲公英

粳米

金银花

材料 蒲公英60克，金银花30克，粳米50克。

做法 蒲公英、金银花分别冲洗去除杂质，放入锅中，加水煎，去渣取汁；粳米洗净入锅，加入药汁，熬成粥即可食用。每日1剂。

功效 本品具有清热解毒、利尿散结的功效，适用于乳腺炎，对于扁桃体炎、胆囊炎等症有辅助治疗。

黄花菜炖猪蹄

【来源】民间验方

偏方5

黄花菜

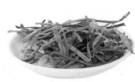

猪蹄

盐

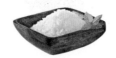

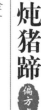

材料 干黄花菜25克，猪蹄1只，盐适量。

做法 将干黄花菜泡发，撕成细丝；猪蹄处理干净，剁成小块，共放入锅中，加水适量炖，加盐调味，炖熟后吃肉、喝汤。每日1剂。

功效 本品具有清热解毒、止渴生津、利尿通乳的功效，适于乳腺炎患者食用。

调理阴道炎 小偏方

常见的阴道炎有滴虫性阴道炎和老年性阴道炎两种。滴虫性阴道炎是由阴道毛滴虫生长在阴道内引起的炎症，为常见的阴道炎之一，主要症状为带下增多，呈黄白色，偶尔为黄绿色或脓性，呈稀薄泡沫状，有腥臭味，重者带下混有血液；外阴、阴道瘙痒或有尿频、尿痛，重者兼有性交痛等。

白果鸡蛋 偏方1

【来源】民间验方

鸡蛋

白果

材料 鸡蛋1个，白果1颗。

做法 将白果洗净，去皮和心，鸡蛋的一头打一个洞，将白果塞入，并用湿纸糊好洞口，鸡蛋煮熟后即可食用。

功效 本方具有生津、止渴、清热、排毒养颜的功效，适用于阴道炎、白带增多、色黄等症。

白萝卜加醋 偏方2

【来源】民间验方

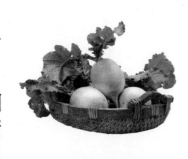

白萝卜

醋

材料 白萝卜200克，醋适量。

做法 将白萝卜洗净，放入榨汁机中榨汁备用。每天晚上先用醋清洗阴部，之后用白萝卜汁擦洗，也可深入擦洗。

功效 本方具有清热杀菌、抑菌的功效，适于阴道炎、外阴瘙痒、白带过多的女性患者。

【来源】民间验方

槐花冬瓜粥 偏方3

粳米

槐花

冬瓜

薏米

材料 槐花10克，冬瓜50克，薏米20克，粳米50克。

做法 薏米、粳米洗净，浸泡半小时；冬瓜去皮，切小块。锅中加入适量清水，放入槐花煎汤，去渣后再放入薏米、粳米、冬瓜同煮成粥。每日做早餐食用即可。

功效 本方具有利湿去菌、清热解毒、凉血止血的功效，适于滴虫性阴道炎的女性患者食用。

【来源】民间验方

山药扁豆粥 偏方4

山药

白扁豆

莲子

大米

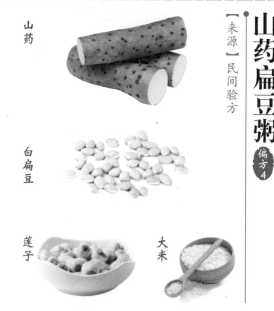

材料 鲜山药片100克，白扁豆、莲子各30克，大米100克。

做法 大米洗净，浸泡半小时；莲子洗净，去掉莲子心，取肉。将白扁豆、莲子肉、大米洗净放入锅中，加入适量清水煮粥，粥将成时，加入山药片煮至粥成即可。每日1剂，分2次服用。

功效 本品具有健脾补肾、去湿化浊、滋养强壮、助消化等功效，适用于脾虚型阴道炎等症。

调理产后缺乳 小偏方

产后缺乳是指妇女分娩3天以后及哺乳期间，乳汁分泌过少或全无乳汁的疾患。常因气血虚弱或气滞血瘀引起。主要表现为乳汁稀薄而少、乳房柔软而不胀痛、面色少华、心悸气短等。

炒芝麻 偏方1

【来源】民间验方

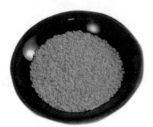

白芝麻

盐

材料 白芝麻50克，盐少许。

做法 锅置火上烧热，放入芝麻和盐，以文火共炒，至白芝麻呈黄色溢香味即成。每日2次食用，可连食数日。

功效 本品具有养血通乳、补血明目、祛风润肠、抗衰老的功效，适用于治疗妇女产后缺乳。

红薯玉米粥 偏方2

【来源】民间验方

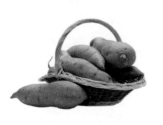

红薯

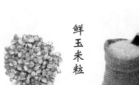

鲜玉米粒

粳米

材料 红薯200克，鲜玉米粒150克，粳米100克。

做法 将红薯洗净去皮，切成块；鲜玉米粒洗净；粳米洗净，提前浸泡半小时。将粳米、玉米、红薯一同放入锅内，加水煮成稀粥，温热服食。

功效 本品具有健脾养胃、益气通乳、润肠通便的功效，适合脾胃虚弱、产后乳汁不通、便秘、夜盲症的女性食用。

猪蹄通草汤 偏方3

【来源】民间验方

猪蹄

通草

葱

盐

材料 猪蹄2只，通草10克，葱10根，盐适量。

做法 猪蹄去毛，洗净，斩成小块；通草洗净；葱连须根洗净。猪蹄、通草放入锅内加清水8小碗，武火煮沸后改用文火熬至2小碗，加葱，再煮5分钟，调味后饮汤食猪蹄。1日分2～3次食完。

功效 本品具有补血通乳的功效。适合精亏血少所致的产后乳汁缺少者。

花生鲢鱼头汤 偏方4

【来源】民间验方

花生

鲢鱼头

米酒

生姜

材料 花生50克，鲢鱼头1个，生姜2片，米酒100毫升。

做法 花生仁洗净；生姜洗净去皮、切成片；鲢鱼头洗净，去鳃，斩成小块。油锅烧热，下姜煎至微黄，再下鱼头炒焖，加入米酒、花生，再加清水2碗，煮至1碗。趁热饮汤食花生，一次食完。

功效 鲢鱼头甘、温，功能暖胃补气；花生和胃，催乳。气充则乳行，又佐以米酒之温通，则下乳之力更大，适用于气血虚弱之产后缺乳。

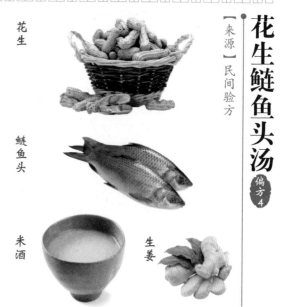

男性调理保健小偏方

缓解压力 小偏方

心理压力过大、过多就会损害身体健康，削弱人体免疫系统，从而使外界致病因素引起肌体患病。面对压力要有良好的心态，还要有合适的排解压力的方法。如运动、听音乐、旅游等。

【来源】民间偏方

玫瑰柠檬茶 偏方1

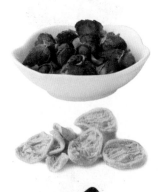

玫瑰花

柠檬片

冰糖

材料 干玫瑰花10朵，干柠檬片3片，冰糖2小粒。

做法 将所有的材料放入茶包，用沸水冲泡，闷5分钟后即可饮用，可以冲泡3遍。

功效 本品可以清肝火、稳定情绪，非常适合情绪起伏不稳定、心浮气躁、压力大的人饮用。

【来源】民间验方

百合炖香蕉 偏方2

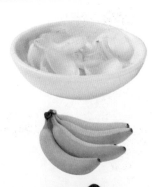

鲜百合

香蕉

冰糖

材料 鲜百合120克，香蕉2根，冰糖适量。

做法 鲜百合洗净，香蕉去皮切片。两者一同放入炖盅，加入冰糖，加入清水，炖半小时即可。温服，每天服用2次。

功效 百合清心安神、补中益气，香蕉可以使人心情放松、愉悦，二者同食可以缓解压力。

【来源】民间验方

材料 桂圆30克，粳米50克。

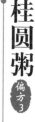

桂圆

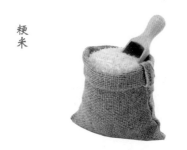

粳米

做法 将粳米洗净，放入锅中，加入适量清水，大火烧开后改小火慢炖，熬成粥，将熟时放入桂圆肉煮沸即成。空腹服用，每日2次，每次1汤匙，10天为1个疗程。

功效 本品具有益气养血、补心祛燥的功效，适合压力过大的人食用。

【来源】民间验方

材料 枣仁30克，小麦40克，粳米100克，红枣6枚。

粳米

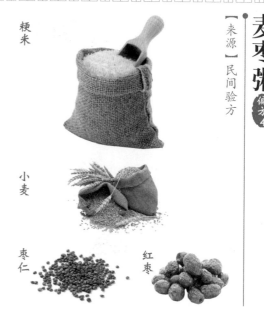

小麦

枣仁

红枣

做法 将小麦、枣仁和红枣分别洗净，装入纱袋中，扎紧袋口，放入锅内，加入适量清水，大火烧开后转小火煮40分钟，取出纱袋，药汁留在锅内，加入洗净的粳米，小火熬成粥，即可食用。每日2~3次，趁热服用。

功效 枣仁具有提高免疫力、软化血管、宁心安神的作用；小麦有养心益肾、除热止渴的功效。本品对于压力过大所导致的心烦、失眠、抑郁等具有很好的调理功效。

调理急性前列腺炎 小偏方

前列腺炎是多种复杂原因和诱因引起的前列腺的炎症。以尿道刺激症状和慢性盆腔疼痛为主要临床表现。前列腺炎患者应该自我进行心理疏导，保持开朗乐观的生活态度，应戒酒，忌辛辣刺激食物；避免憋尿、久坐及长时间骑车，注意保暖，加强体育锻炼。

黄柏泽泻汤 偏方1

【来源】民间偏方

黄柏

滑石

茯苓　知母

材料 黄柏15克（酒炙），滑石、茯苓、泽泻各12克，知母10克。

做法 以上药材去除杂质，然后入锅加水煎取浓汁。每日1剂，分3次空腹服用。

功效 本品对于急性前列腺炎有食疗作用。

白芷萆薢汁 偏方2

【来源】民间偏方

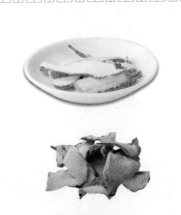

白芷

萆薢

甘草

材料 白芷30克，萆薢30克，甘草5克。

做法 将以上药材洗净，入锅加水煎汁，去渣取汁。坐浴，加入药汁，用手按小腹至外阴部，以有温热感为度。每次坐浴30分钟，每天1次，10日为1个疗程。

功效 可用于治疗急性前列腺炎。

大黄半夏汤 偏方3

【来源】民间偏方

大黄

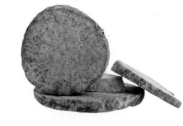

半夏

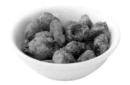

材料 大黄、半夏各10克，琥珀粉5克。

做法 将大黄、半夏用清水洗净，然后入锅加水煎取100毫升汁液，冲服琥珀粉。每日1剂，分早、晚2次服用。

功效 本品可用于治疗急性前列腺炎，具有凉血解毒、逐瘀的作用。

芡实金樱子汤 偏方4

【来源】民间偏方

芡实

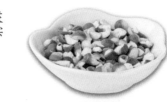

金樱子

黄柏　　牛膝

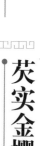

材料 芡实、金樱子各15克，黄柏10克，苍术5克，牛膝10克

做法 将以上药材用清水洗净，然后入锅加水煎汁，去渣取汁。每日1剂，分早、晚2次服用。

功效 可用于治疗急性前列腺炎。

鲜藕柏叶汁 偏方5

【来源】民间偏方

鲜莲藕

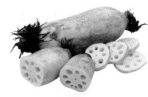

侧柏叶　蜂蜜

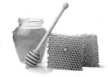

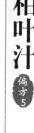

材料 鲜莲藕500克，侧柏叶100克，蜂蜜15克。

做法 将鲜莲藕洗净，切细粒，放入榨汁机中榨汁；侧柏叶洗净入锅，加水烧沸，小火煎30分钟，滤取汁液，与藕汁混合，加入蜂蜜搅匀即成。

功效 治疗前列腺炎、前列腺肿大等症。

调理前列腺肥大 小偏方

前列腺肥大即前列腺增生，是男性老年人常见疾病之一。其发病率随年龄递增，但有增生病变时不一定有临床症状，前列腺增生的早期由于代偿，症状不典型，随着下尿路梗阻加重，症状逐渐明显。前列腺增生机制尚不太明确，但有研究发现，其与吸烟、肥胖及酗酒、性功能、家族、人种及地理环境有一定关系。

泽泻人参汤 偏方1

【来源】民间偏方

泽泻

红参

材料 泽泻30克，红参10克。

做法 将以上药材用清水冲洗净，然后取汤锅放入上述材料，加入适量清水煎取浓汁，每日1剂，分3次服用。

功效 本品可用于治疗老年气虚引起的前列腺肥大。

参芪枸杞粥 偏方2

【来源】民间验方

党参

黄芪

大米

枸杞

材料 党参30克，黄芪30克，枸杞10克，大米100克。

做法 先将党参、黄芪同放砂锅内，加适量清水，用中火煎汁。与此同时，将枸杞、大米共放进另一锅内加水煮粥。待煮至粥半熟时，倒入参芪药汁再煮成粥。早晚服食。

功效 本品具有健脾补虚的功效，适合前列腺肥大者服用。

葫芦壳红枣汤 偏方 3

【来源】民间验方

材料 葫芦50克，冬瓜皮50克，西瓜皮30克，红枣10克。

做法 将以上药材洗净，放入锅中加水400毫升，煮至约150毫升时，去渣取汁饮服。可频饮。

功效 本品具有利尿除湿的功效，适用于前列腺肥大患者。

葫芦

冬瓜皮

西瓜皮

红枣

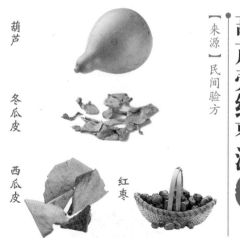

贝母苦参汤 偏方 4

【来源】民间验方

材料 贝母25克，苦参20克，党参25克。

做法 将以上药材用清水洗净，然后入锅加水煎取浓汁，每日1剂，分2次服用。

功效 具有清利下焦湿热、通淋利尿的功效，适合于前列腺肥大引起的小便不通、排尿困难。

贝母

苦参

党参

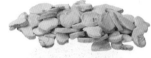

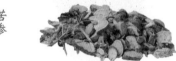

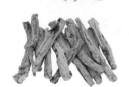

糯米饼 偏方 5

【来源】民间验方

材料 糯米粉、黄酒各适量。

做法 将糯米粉和成面团，烙成饼，每晚食用，用黄酒送服。

功效 有效缓解前列腺肥大、尿频等症。

糯米粉

黄酒

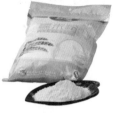

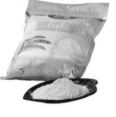

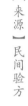

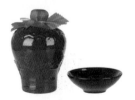

调理性功能 小偏方

性功能降低大多表现为性冲动频度的减少，性能力的减弱。在壮年以后，无论男女，性功能随着年龄的增长而逐渐减退，因此而出现的一系列的性特征变化，都是正常的生理现象。30～40岁时是性功能最旺盛时期，50岁以后逐渐减退。

【来源】民间偏方

肉苁蓉远志粉 偏方1

肉苁蓉

五味子

菟丝子

远志

材料 肉苁蓉、五味子、菟丝子、远志、蛇床子各等份，黄酒适量。

做法 将以上药材去除杂质，用清水洗净，然后焙干，共研成粉末备用。每日睡前空腹服6克，黄酒送服。

功效 本品具有温肾助阳、敛精安神的功效，适合性欲低下、阳痿患者。

【来源】民间偏方

补骨脂韭菜子丸 偏方2

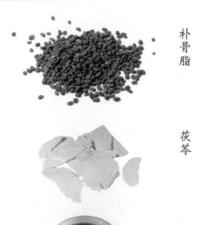

补骨脂

茯苓

陈醋

材料 补骨脂240克(盐水炒)，茯苓120克，韭菜子60克，陈醋适量。

做法 将上药浸入陈醋内，醋要没过药面，加热煮沸，取渣令干为未，再做成丸如桐子大，每服20丸，早晚各1次。

功效 本品具有温补肾阳、固精涩遗的功效，适合性欲减退、遗精、阳痿的患者。

【材料】冬虫夏草5克，人参 8克，淫羊藿15克，乌鸡1只。

【做法】将药材用清水洗净，然后与净乌鸡炖汤食用。早、晚各服1次，饮汤食肉。

【功效】本品具有补精髓、益气血的功效，适用于阴阳气血皆虚的性功能减退。

冬虫夏草

人参

淫羊藿

乌鸡

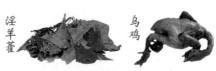

【来源】民间偏方

虫草人参乌鸡汤 偏方3

【材料】蜈蚣1条，丝瓜子30枚，甘草15克，醋适量。

【做法】将蜈蚣焙干，丝瓜子炒香，同甘草共研为细末。每日1剂，分早晚2次服用，用淡醋汤送服，7日为1疗程。

【功效】本品可治疗因男性阳痿不举所引起的性功能低下。

蜈蚣

甘草

醋

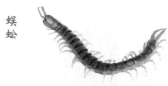
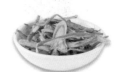

【来源】民间偏方

蜈蚣甘草粉 偏方4

【材料】巴戟天、淫羊藿各200克，低度白酒1500毫升。

【做法】以上药材去除杂质，与白酒共入容器中，密封浸泡7日，浸泡过程中要摇晃酒瓶。每日饮用2次，每次20毫升。

【功效】本品具有壮阳祛风的功效，对于性欲减退、神经衰弱有作用。

巴戟天

淫羊藿

白酒

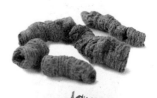

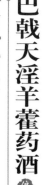

【来源】民间偏方

巴戟天淫羊藿药酒 偏方5

调理勃起功能障碍（阳痿）小偏方

　　男性阴茎勃起功能障碍，表现为男性在有性欲的情况下，阴茎不能勃起或能勃起但不坚硬，不能进行性交活动或发生性交困难。此病多为功能性病变，属器质性病变者较少。因过度疲劳、情绪不佳等因素引起的一时性阴茎勃起障碍，或因年老性功能减退等，以致阴茎不能勃起者，均不能视为病态。

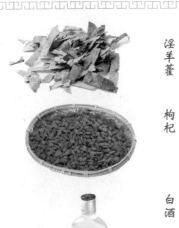

【来源】民间偏方

蛇床子淫羊藿粉 偏方1

蛇床子

淫羊藿

益智仁　甘草

附子

材料 蛇床子、淫羊藿各15克，益智仁10克，制附子、甘草各6克，蜂蜜适量。

做法 将以上药材去除杂质，共研为细粉。使用时每次取药粉3克，加蜂蜜用温开水调匀送服。

功效 本品具有补肾阳、强筋的功效，适合于阳痿、遗精。

【来源】民间偏方

淫羊藿药酒 偏方2

淫羊藿

枸杞

白酒

材料 淫羊藿60克，枸杞90克，38度白酒1000毫升。

做法 将淫羊藿和枸杞用清水洗净，沥干后与白酒一同入大玻璃瓶中，共同浸泡7日，置避光、阴凉处，每日摇动1~2次，7日后饮用。每次20毫升，每日2次。

功效 本品具有补肾阳、益精气、壮筋骨的功效，适用于阳痿，腰膝酸软、无力的患者。

羊肉粥 偏方3

【来源】民间验方

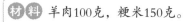
粳米

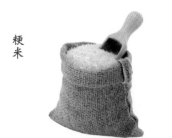

羊肉

材料 羊肉100克，粳米150克。

做法 羊肉洗净，切碎。将粳米洗净，入砂锅中煮至半熟，加入羊肉，煮至熟烂即可。

功效 羊肉具有补肾壮阳的功效，本品非常适合阳痿患者食用。

羊肉粳米粥 偏方4

【来源】民间验方

粳米

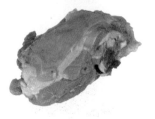
肉苁蓉

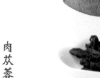
羊肉

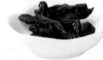

盐

材料 肉苁蓉15克，羊肉10克，粳米150克，盐少许，姜两片。

做法 将肉苁蓉、羊肉洗净细切。用砂锅煎肉苁蓉，去渣取汁，加入羊肉、粳米同煮至半熟，加入盐、姜再煮。熟后服食。

功效 本品具有补肾强阳的功效，适合阳痿患者。

虫草酒 偏方5

【来源】民间验方

冬虫夏草

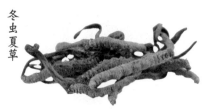

白酒

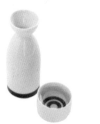
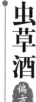

材料 冬虫夏草15克，白酒500毫升。

做法 将冬虫夏草放入白酒中，浸泡7天后，每日酌量饮用。

功效 冬虫夏草具有补虚损、益精气、止咳嗽、补肺肾的功效，主治精气不足、阳痿遗精等症。

调理早泄 小偏方

早泄是最常见的射精功能障碍。早泄的病因不只是心理性和阴茎局部性因素，还应考虑泌尿、内分泌及神经等系统疾病因素。

熟地山药汤 偏方1

【来源】民间偏方

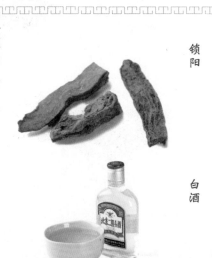

熟地

山药

山茱萸　菟丝子

五味子

材料 熟地、山药各15克，山茱萸、五味子、菟丝子、远志各10克，党参20克，甘草3克。

做法 将以上药材用清水冲洗净，然后入锅加水煎取浓汁，分3次服用，每日1剂。

功效 本品具有滋阴补肾，固精止泄的功效，适用于早泄、精关不固、心悸烦热、腰膝酸软。

锁阳药酒 偏方2

【来源】民间验方

锁阳

白酒

材料 锁阳30克，白酒500毫升。

做法 将锁阳用清水洗净，沥干水分，浸泡在装有白酒的玻璃瓶中，7日后饮用，每日2次，每次10毫升。

功效 本品具有益精壮阳，养血强筋的功效，适用于早泄、阳痿、遗精、腰膝无力。

【材料】金橘500克，糖250克。

【做法】金橘洗净，放在锅中，用勺将金橘压扁去核，加糖250克，放盘中风干数日，装瓶备用。可以经常食用。

【功效】本品具有温肾助阳、补肾固精的功效，适用于早泄、腰膝酸软、视物模糊、夜尿频多。

金橘

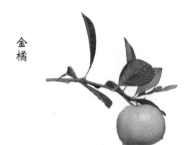

糖

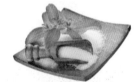

【来源】民间验方

糖渍金橘 偏方3

【材料】蜈蚣30条，甘草6克，小茴香3克。

【做法】将以上药材去除杂质，共研为细末。使用时，每次取2克，日服1～2次。

【功效】本品可用于治疗早泄。

蜈蚣

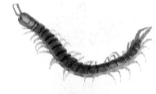

甘草

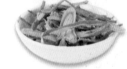

茴香

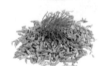

【来源】民间验方

蜈蚣茴香粉 偏方4

调理遗精 小偏方

遗精分为生理性遗精和病理性遗精。生理性遗精多见于青壮年，未婚或婚后分居，身体健康，精力充沛，或遇事易激动，或劳累紧张的健康人。病理性遗精多见于中老年或身体先天不足者。有遗精症状的患者，可选择相应的一些中药偏方治疗，平时应该多锻炼身体，劳逸结合，保持健康的心理。

【来源】民间偏方

首乌生地药酒 偏方1

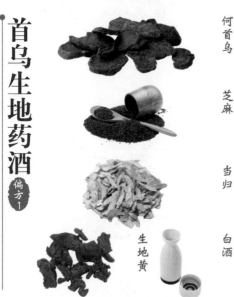

何首乌

芝麻

当归

生地黄

白酒

材料 何首乌24克，芝麻12克，当归12克，生地16克，白酒500毫升

做法 将以上药材去除杂质，研为末，装入布袋，置容器中，加入白酒，小火煮数沸，待冷后密封，浸泡7日后去渣即成。每日饮用3次，每次20毫升。

功效 本品可治疗遗精。

【来源】民间偏方

巴戟菟丝子药酒 偏方2

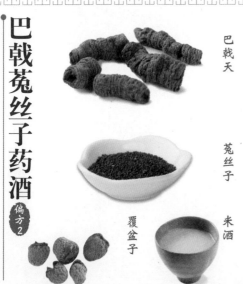

巴戟天

菟丝子

覆盆子

米酒

材料 巴戟天15克，菟丝子15克，覆盆子15克，米酒500毫升。

做法 将以上药材去杂质，打磨成粉，装入布袋，置容器中，加入米酒，密封浸泡7日后去纱布袋即成。每日饮用2次，每次10毫升。

功效 本品可治疗遗精。

泽泻黄柏汤 偏方3

【来源】民间偏方

泽泻

黄柏

知母　肉桂

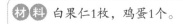

（材）（料）泽泻15克，黄柏5克，知母、肉桂各3克。

（做）（法）将以上药材用清水洗净，然后入锅加水煎取浓汁，去渣取汁，代茶频饮。每日1剂，15日为1个疗程。

（功）（效）本品具有泻肾火、止遗精的功效，适合于青少年遗精。

白果仁蒸鸡蛋 偏方4

【来源】民间偏方

白果仁

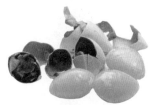

鸡蛋

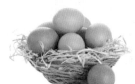

（材）（料）白果仁1枚，鸡蛋1个。

（做）（法）将鸡蛋打个小洞，把白果仁装入鸡蛋中，放在碗里蒸熟，每日1剂。

（功）（效）白果能敛肺气、定痰喘、止带浊、止泄泻、缩小便。对于遗精频繁、经久不愈者有疗效。

海参粳米粥 偏方5

【来源】民间偏方

海参

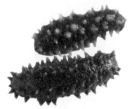

粳米

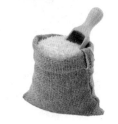

（材）（料）海参1个，粳米100克。

（做）（法）海参泡发清洗干净，切片煮烂后加入糯米煮粥。早餐调味服食，疗程不限。

（功）（效）本品具有补肾益精、滋阴健阳、补血润燥等功效，可以能提高男性内分泌能力。

调理男性不育 小偏方

男性不育症是指夫妇婚后同居1年以上，未采取任何避孕措施，由于男性方面的原因导致女方不孕。引发男性不育症的因素包括：长期的精神紧张，严重的营养不良，内分泌疾病，无精或精子过少、精子质量差、精液理化性状异常等精液异常，睾丸本身的疾病，染色体的异常等。

枸杞黑豆糯米糊 偏方1

【来源】民间偏方

黑豆

绿豆

淮山药　枸杞

桑葚

材料 黑豆30克，绿豆30克，淮山药60克(切片)，桑葚30克，枸杞30克，糯米粉适量。

做法 前5味加水适量煮熟，再加糯米粉煮沸搅匀即成。每天1剂，5天为1疗程。

功效 本品可用于治疗精少所导致的不育。

米酒炒海虾 偏方2

【来源】民间偏方

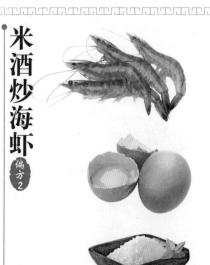

鲜海虾

米酒

盐

材料 鲜海虾400克，米酒250毫升，盐、菜油、葱花、姜末各适量。

做法 把海虾洗净去壳，放入米酒，浸泡10分钟。将菜油放入热锅内烧热，再入葱花爆锅，加入虾、盐、姜连续翻炒至熟即成。每日食用1次，每次50～100克。

功效 适用于肾阳不足、形寒肢冷、性欲冷漠。

生精大蜜丸

【来源】民间偏方

偏方 3

材料 熟地、五味子、菟丝子、蛇床子、莲子须、巴戟天、锁阳、生牡蛎、肉苁蓉各30克，大青盐20克

做法 将以上材料一同研为细末，炼蜜为丸，每丸重9克，每日早、晚各服1丸。

功效 益肾生精，尤其适合无精子症患者。

熟地

五味子

蛇床子 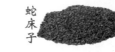 菟丝子

核桃仁枸杞粥

【来源】民间偏方

偏方 4

材料 核桃仁50克，枸杞15克，粳米100克。

做法 将核桃仁捣碎，与淘洗干净的粳米、枸杞一同入锅，加1000毫升水，用大火烧开后转小火熬成稀粥。

功效 本品可用于治疗功能性不射精症所引起的不育。

粳米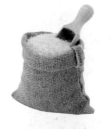

核桃仁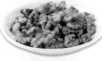

枸杞

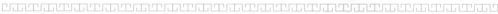

枸杞海参粥

【来源】民间偏方

偏方 5

材料 海参30克，枸杞30克，淮山药30克，糯米100克。

做法 将海参浸透、剖洗干净，切片煮烂；将糯米、淮山药、枸杞煮成稀粥并与海参混合再煮片刻，调味食用，每天1剂。

功效 本品对于治疗男性不育症有食疗作用。

糯米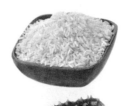

海参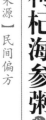

枸杞 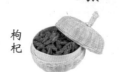 淮山药

老年人长寿小偏方

心血管保健 小偏方

如今，随着生活水平不断提高，各种心血管疾病发病率在慢慢增多，危害着人们的身体健康。老年人的血管发生老化、硬化是导致心血管疾病的主要原因。要预防这些疾病就要保持血管年轻，以维持人体血液运输线畅通无阻，避免心血管疾病的发生。希望下面这些小偏方能够给您提供帮助。

【来源】民间验方

香菇首乌粥 偏方1

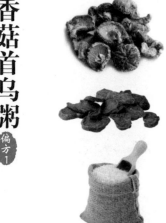

香菇

何首乌

粳米

材料 干香菇30克，何首乌12克，粳米100克。

做法 将干香菇提前泡发，洗净切成小块；何首乌研为细末，与粳米同入锅，加水适量，文火煮粥，快熟时加入香菇，代早餐服食。

功效 香菇可预防动脉硬化；何首乌可降低血脂和减少动脉硬化，治疗心血管疾病。

【来源】民间验方

醋泡花生 偏方2

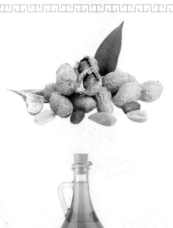

花生仁

米醋

材料 花生、米醋各适量。

做法 以米醋浸泡优质花生，米醋的用量以恰能浸透花生为度，浸泡1周后即可食用，每日早晚各食用1次，每次10~15粒。

功效 本品可通脉、降脂，可治疗高脂血症、冠心病。

鲜葫芦汁 偏方3

【来源】民间验方

鲜葫芦

蜂蜜

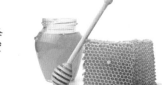

材料 鲜葫芦、蜂蜜各适量。

做法 将鲜葫芦捣烂绞取其汁水，以蜂蜜调匀。每次服用半杯至1杯，每日2次。

功效 本品可以除烦降压，对于高血压引起的烦热口渴症有很好的治疗功效。

冬瓜草鱼汤 偏方4

【来源】民间验方

冬瓜

草鱼

盐

味精

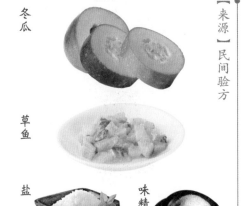

材料 冬瓜250克，草鱼50克，盐、味精各适量。

做法 冬瓜去皮切片，草鱼处理干净，放入锅内滑油至金黄色取出，与冬瓜一起放入砂锅中，加水煲3~4小时，加盐、味精调味服用。

功效 本品清热消肿、降压降脂，对高血压患者有食疗作用。

参贝汤 偏方5

【来源】民间验方

海参

夏枯草

海带

干贝

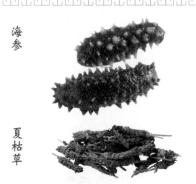
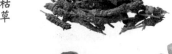
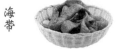

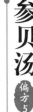

材料 海参2条，干贝2个，海带20克，夏枯草20克，姜、葱各少许。

做法 海参、干贝浸泡1夜，海参放入锅中，加水、姜、葱煮软，取出备用。将干贝、海带切细放入锅中，加入海参，加7碗水炖至3.5碗，再将夏枯草煎取汁倒入参贝汤调味即成。

功效 本品补肾益气、止咳平喘，适合心脑血管疾病患者食用。

听力减退保健 小偏方

耳鸣是指病人自觉耳内鸣响，如闻蝉声，或如潮声。耳聋是指不同程度的听觉减退，甚至消失。耳鸣可伴有耳聋，耳聋亦可由耳鸣发展而来。引起耳鸣耳聋的原因很多，如药物使用不当、血管痉挛、过度疲劳、内分泌失调等原因会引起内耳供血不足、组织缺氧、代谢紊乱，导致耳神经感受器损害而造成听力下降。

黑豆猪腰汤 偏方1

【来源】民间偏方

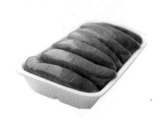

猪腰

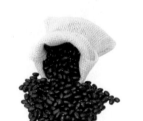

黑豆

材料 猪腰2枚，黑豆60克。

做法 将猪腰处理干净，黑豆洗净，一同放入锅，加入清水适量，煲烂熟，加入盐，佐膳服食。

功效 本品补肾气、滋肾阴，对肾虚所致耳鸣、耳聋有辅助治疗作用。

石菖蒲甘草汤 偏方2

【来源】民间偏方

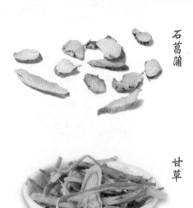

石菖蒲

甘草

材料 石菖蒲20克，生甘草10克。

做法 以上药材先用冷水浸泡1小时，然后水煎取汁，分2次服用，每日1剂，10日为1疗程，一般1~2个疗程即可痊愈。

功效 本品化湿开胃、开窍豁痰、醒神益智。对于热病神昏、健忘、耳聋，心胸烦闷有缓解作用。

【来源】民间偏方

人参鹌鹑蛋 偏方3

【材料】人参7克，黄精10克，鹌鹑蛋12个，油、葱、姜各适量。

【做法】人参切段，放瓷碗中加水蒸滤取汁液；黄精水煎取汁液，与人参液混合。鹌鹑蛋洗净煮熟去壳，分成两份，一份用药汁腌渍，另一份炸成金黄色；油起锅，用葱末、姜末炝锅，将所有的鹌鹑蛋下锅，翻炒均匀。

人参

黄精

鹌鹑蛋

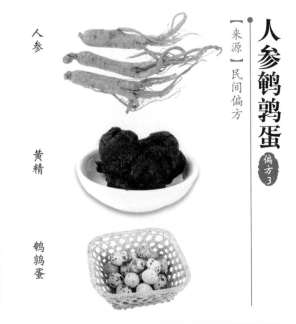

【功效】本品可补充铁元素，增强红细胞运氧功能，还能补益肝肾，适合肾虚以及耳鸣、耳聋患者食用。

【来源】民间偏方

二参清鸡汤 偏方4

【材料】红参20克，桂圆肉15克，西洋参10克，鸡500克，盐适量。

【做法】红参、西洋参洗净，浸泡2小时，桂圆肉洗净，沥干水分。鸡洗净，斩块，入沸水中汆去血水。将2000毫升清水放入瓦煲内，煮沸后加入鸡块、红参、桂圆肉、西洋参，武火煲开后，改用文火煲3小时，加盐调味即可。

鸡

红参

桂圆肉

西洋参

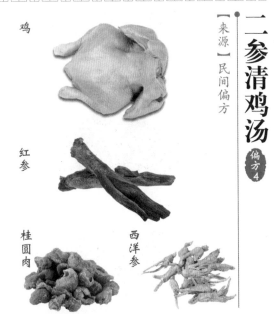

【功效】本品具有温中益气、补精填髓的功效，对因肾精不足所致的耳聋、耳鸣有辅助治疗作用。

视力减退保健 小偏方

视力减退是老年人最常见的现象，表现为眼睛疲劳、老花眼、视物模糊、眼睛干涩、流泪等，严重者还会伴有头痛、恶心、眩晕，甚至出现夜盲症、白内障等。老年人缓解视力减退需要在日常生活中尽量少用眼，要控制看电视、电脑、手机以及报纸、书等的时间，也可以做眼保健操，舒缓眼部疲劳。

【来源】民间验方

明目饮 偏方1

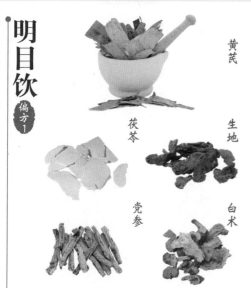

黄芪

茯苓　生地

党参　白术

（材料）黄芪、茯苓、生地各12克，党参、白术、当归、白芍、远志各10克，五味子6克，陈皮5克，桂心、甘草各3克。

（做法）将以上材料洗净、浸泡后用水煎服。

（功效）本品具有保护视神经的作用，适合视神经萎缩气弱血虚证患者食用。

【来源】民间验方

黑豆核桃仁冲牛奶 偏方2

黑豆

核桃仁

牛奶　蜂蜜

（材料）黑豆500克，核桃仁500克，牛奶1包，蜂蜜1匙。

（做法）将黑豆炒熟，冷却后磨成粉；核桃仁炒微焦，待冷后捣成泥；取黑豆粉、核桃仁泥各1匙，放入煮沸后的牛奶中，搅拌均匀，稍放凉后加蜂蜜1匙调味。每天早餐后服用，或与早点共食。

（功效）本品可能增强眼内肌力，加强调节功能，改善眼疲劳的症状。

枸杞桂圆饮 偏方3

【来源】民间验方

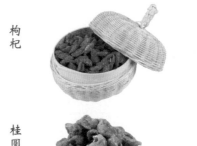

枸杞

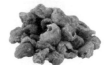

桂圆肉

绿茶　冰糖

材料 枸杞5克，桂圆肉6克，绿茶3克，冰糖适量。

做法 将枸杞、桂圆肉加适量水煎，留取汁液冲泡绿茶，饮用时可适当加冰糖调味。

功效 枸杞滋补肝肾、益精明目；桂圆肉补益气血，安神定志。本品对于视力减退有食疗作用，可经常食用。

苍耳子粥 偏方4

【来源】民间验方

苍耳子

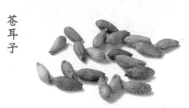

大米

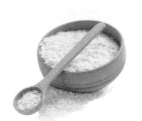

材料 苍耳子15克，大米100克。

做法 将苍耳子煎汁，去渣留汁，加入大米，加入适量清水，煮至米熟烂，可每日食用。

功效 本品对于视神经萎缩有食疗作用。

养肝明目茶 偏方5

【来源】民间验方

干桂圆

红枣

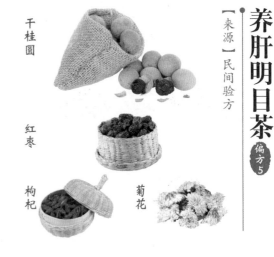

枸杞　　菊花

材料 带壳干桂圆6粒，红枣4枚，枸杞5克，菊花2朵。

做法 带壳干桂圆洗净，晾干水分，红枣掰开，装入茶包中，冲入沸水，1分钟后倒掉，再冲入沸水，闷30分钟后即可饮用。

功效 本品能够养肝血、清血热、缓解用眼疲劳、滋养双目。

腰腿疼痛 小偏方

老年人由于肾虚、缺钙、风湿以及疲劳过度等多种原因会导致腰腿疼痛。腰痛是以腰部一侧或两侧疼痛为主要症状的一种病症；腿痛指腿部包括肌肉、筋脉和关节发生的疼痛。老年人是腰腿疼痛的高发人群，所以老年人尤其要注意保护腰腿部。下面介绍几种缓解腰腿疼痛的食疗小偏方。

【来源】《药茶治百病》

伸筋草茶 偏方1

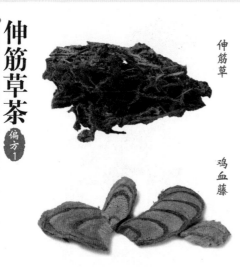

伸筋草

鸡血藤

材料 伸筋草20克，鸡血藤15克。

做法 将上药加500毫升左右清水，煮至沸腾后，改小火焖30分钟后取出药液，置保温瓶中，代茶饮1日数次饮完。每日1剂。

功效 本品可除湿散寒、活血舒筋，治风寒湿腰痛、雨天时腰疼酸胀、麻木无力。

【来源】民间验方

人参猪蹄汤 偏方2

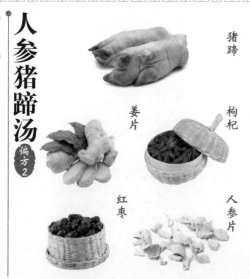

猪蹄

姜片

枸杞

红枣

人参片

材料 猪蹄块300克，姜片30克，红枣20克，枸杞、人参片各10克，盐、鸡粉各2克，白酒10毫升。

做法 猪蹄块入沸水锅中，淋入白酒，略煮片刻。砂锅中注水烧开，加入姜片、猪蹄、红枣、枸杞、人参片、盐、鸡粉，拌匀调味即成。

功效 本品可补肝肾、强筋骨，适用于肾虚腰酸软、疼痛等。

【来源】民间偏方

杜仲酒 偏方3

杜仲

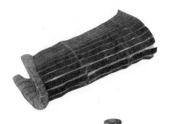

白酒

材料 杜仲30克，白酒700毫升。

做法 杜仲放入白酒中，泡7天后服，每次10~20毫升，每日2~3次。

功效 杜仲补肝肾，治腰脊酸疼、足膝痿弱等症，加之白酒活血化瘀，适合腰腿痛患者饮用。

【来源】民间验方

糖渍鲜桂圆 偏方4

桂圆肉

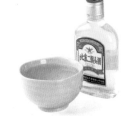

白糖

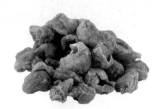
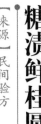

材料 桂圆肉500克，白糖50克。

做法 桂圆肉去皮、核，放入锅中加白糖反复煮、晾数次，使色泽变黑，最后拌入白糖，装瓶备用。每日食用1次，每次食用1勺即可。

功效 本品可治疗老人病后体弱、消瘦、失眠、心悸、腰痛伴有形体消瘦、肌肉萎缩等症。

【来源】民间验方

女贞子酒 偏方5

女贞子

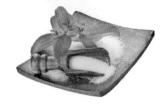

白酒

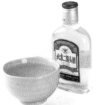

材料 女贞子250克，低度白酒500毫升。

做法 将女贞子洗净后，放入低度白酒中，浸泡3~4周，每日饮1~2次，每次1小盅。

功效 本品可滋阴补肾，适合老年腰腿痛偏阴虚者。

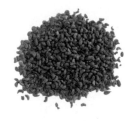

老年性便秘 小偏方

　　便秘可分为急性便秘和慢性便秘两类，主要表现为大便次数减少，间隔时间延长，或正常，但粪质干燥，排出困难；或粪质不干，排出不畅。可伴见腹胀、腹痛、食欲减退、嗳气反胃等，它不是一种具体的疾病，而是多种疾病的症状表现之一。

【来源】民间验方

菠菜粳米粥 偏方1

菠菜

粳米

材料 新鲜菠菜200克，粳米30克。

做法 先煮粳米粥，将熟，入菠菜，见沸即熟，然后喝粥。

功效 菠菜含有大量的植物粗纤维，具有促进肠道蠕动的作用，利于排便，适用于体弱、久病大便涩滞不通。

【来源】民间验方

香蕉蜂蜜汁 偏方2

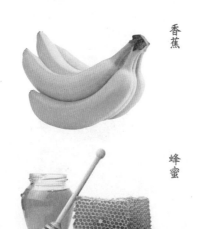

香蕉

蜂蜜

材料 香蕉2根，蜂蜜2~3匙。

做法 将香蕉去皮，切断，放进榨汁器，加入适量清水榨汁，榨好后倒进杯中，加入蜂蜜，搅拌均匀即可饮用。

功效 本品滋养润燥、清热润肠，可促进肠胃蠕动，有助于缓解便秘。

金银花蜜饮

【来源】民间验方

偏方3

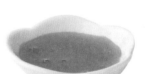

蜜糖

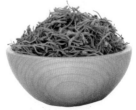

金银花

材料 蜜糖30克，金银花15克。

做法 先将金银花煎水，去渣取汁，放凉，分次加入蜜糖溶化后饮用。煎时不要太浓，一般煎成两碗汁，瓶贮分冲，冲蜜糖服。

功效 本品清热通便，适用于热结所致的便秘。

紫薯粥

【来源】民间验方

偏方4

紫薯

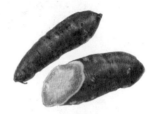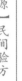

大米

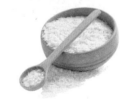

材料 紫薯100克，大米50克。

做法 紫薯去皮，洗净，切成小丁块；大米洗净。将材料倒入锅中，加适量清水，煮40分钟即可。可早晚当主食食用。

功效 本品富含膳食纤维、维生素和糖类，能润肠通便，缓解便秘，适合容易便秘的老年人食用。

松仁糖

【来源】民间验方

偏方5

白砂糖

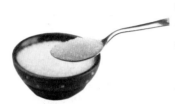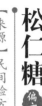

松子仁

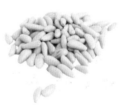

材料 白砂糖500克，松仁200克。

做法 白砂糖放入锅中加水，文火煎熬至黏稠，加入松仁，调匀。继续煎熬至用铲子挑起呈丝状，停火，将糖倒在涂有食用油的盘中，待稍凉，将糖切成小块，即可。

功效 本品适用于肠燥便秘。

神经衰弱 小偏方

　　神经衰弱的患者常会出现注意力不集中，没有持久性，记忆力减退，失眠（不易入睡），入睡后多梦，头昏脑涨等症状。老年人是神经衰弱的高发人群，尤其需要注意。

芹菜枣仁汤 偏方1

【来源】民间验方

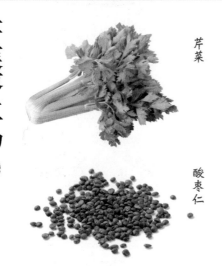

芹菜

酸枣仁

材料 鲜芹菜90克，酸枣仁8克。

做法 锅中加适量清水，放入芹菜、酸枣仁共煮为汤，弃去芹菜和酸枣仁渣饮汤。此为1日量，在中午饭后和晚上临睡前分2次分服。

功效 本品平肝清热、养心安神，适用于虚烦不眠、神经衰弱引起的失眠健忘、头晕目眩等症。

核桃仁粥 偏方2

【来源】民间验方

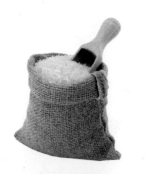

粳米

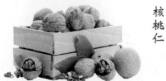

核桃仁

材料 粳米、核桃仁各50克。

做法 将粳米加水800毫升，煮成稀粥后，核桃仁去皮捣烂，加入稀粥，再用小火煮数滚，见粥稠表面有油为度。温热服食，早晚各1次，连服数天。

功效 本品补肾助阳、宁心安神，适用于肾阳不足所致神经衰弱。

小麦黑豆汤 偏方4

【来源】民间验方

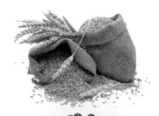

小麦

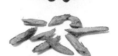

黑豆

夜交藤

材料 小麦45克，黑豆30克，夜交藤10克。

做法 上述材料同放锅中，加水适量煎煮成汤，弃去药渣饮汤。此为1日量，分2次饮服。

功效 本品有滋养心肾、安神的功效，适用于心肾不交之失眠、心烦等。

猪心麦冬朱砂汤 偏方5

【来源】民间验方

猪心

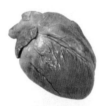

麦门冬

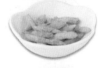

朱砂

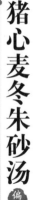

材料 猪心1个，麦门冬10克，朱砂1克。

做法 猪心洗净、剖开，装入朱砂，外用棉线缝好，与麦门冬供共同放砂锅中，加水用小火煮至肉烂熟。吃肉喝汤，1日内服完，每日1剂。

功效 本品补心养阴、镇惊安神，主治神经衰弱，症见心烦失眠、心悸怔忡。

记忆力减退保健 小偏方

老年人常常会出现记忆力下降的现象，尤其是最近发生的事情经常遗忘，反应迟钝。这种现象的主要原因是大脑细胞的衰老和死亡，以及机体的内环境不利于大脑功能的正常发挥。但是，如果在日常生活中注意健脑，搭配采用合理的饮食，可以减缓衰老，增强大脑的记忆力。

远志蜜膏 偏方1

【来源】民间偏方

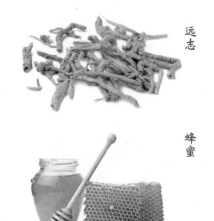

远志

蜂蜜

材料 远志100克，蜂蜜30克。

做法 将远志水煎3次，取汁浓缩，炼蜜成膏。每天早晚各服食1汤匙，温开水送服。

功效 远志是一味益智的药，能使人思维敏捷，对于老年人健忘、记忆力下降等具有很好的功效。

杞枣煲鸡蛋 偏方2

【来源】民间偏方

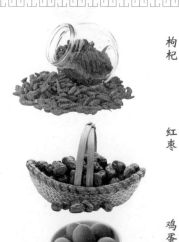

枸杞

红枣

鸡蛋

材料 枸杞20克，红枣50克，鸡蛋2个。

做法 将枸杞、红枣洗净，放入锅中，加适量清水煮沸，鸡蛋磕入锅中，煮熟后即可食用。

功效 本品对于老年人头昏眼花、精神恍惚、心悸健忘、失眠多梦等具有一定的调理功效，适合老年人食用。